MANGE
(comme tu veux)
JEÛNE
(pas tant que ça)
MAIGRIS
(rapidement)

Guy Saint-Jean Éditeur
3440, boul. Industriel
Laval (Québec) Canada H7L 4R9
450 663-1777
info@saint-jeanediteur.com
www.saint-jeanediteur.com

Catalogage avant publication de Bibliothèque et Archives nationales du Québec et Bibliothèque et Archives Canada
Mosley, Michael
[Fast diet. Français]
Mange, jeûne, maigris
Traduction de : The fast diet.
ISBN 978-2-89455-700-6
1. Perte de poids. 2. Régimes amaigrissants. I. Spencer, Mimi, 1967- . II. Titre. III. Titre : Fast diet. Français.
RM222.2.M6714 2013 613.2'5 C2013-941499-1

Nous reconnaissons l'aide financière du gouvernement du Canada par l'entremise du Fonds du livre du Canada (FLC) ainsi que celle de la SODEC pour nos activités d'édition.

Gouvernement du Québec – Programme de crédit d'impôt pour l'édition de livres – Gestion SODEC

Publié originalement en 2013 sous le titre *The FastDiet: Lose Weight, Stay Healthy, and Live Longer with the Simple Secret of Intermittent Fasting* par Atria Books, a Division of Simon & Schuster, Inc., New York, États-Unis.

Édition et adaptation : Lyne Roy
Traduction : Sabine Rolland
Correction d'épreuves : Jacinthe Lesage
Mise en page : Olivier Lasser
Conception de la couverture : Christiane Séguin

Dépôt légal — Bibliothèque et Archives nationales du Québec, Bibliothèque et Archives Canada, 2013
ISBN : 978-2-89455-700-6

Distribution et diffusion
Amérique : Prologue
France : Dilisco S.A.
Belgique : La Caravelle S.A.
Suisse : Transat S.A.

Imprimé au Canada
1re impression, août 2013

Guy Saint-Jean Éditeur est membre de
l'Association nationale des éditeurs de livres (ANEL).

Dr MICHAEL MOSLEY
MIMI SPENCER

MANGE
(comme tu veux)
JEÛNE
(pas tant que ça)
MAIGRIS
(rapidement)

Perdre du poids, rester en bonne santé et vivre plus longtemps grâce au jeûne intermittent

TRADUIT DE L'ANGLAIS PAR SABINE ROLLAND

Guy Saint-Jean
ÉDITEUR

REMARQUE IMPORTANTE

Les renseignements et les conseils contenus dans cet ouvrage se veulent un guide général et ne sont pas conçus pour des individus particuliers et leur situation personnelle. En cas de doute, toute personne devrait consulter un médecin dans les meilleurs délais possible. Ce livre ne doit pas remplacer un traitement prescrit par un médecin qualifié. Les auteurs et l'éditeur ne peuvent être tenus responsables pour toute réclamation découlant d'un usage inadéquat des conseils prodigués dans ce livre. Ne tentez pas d'établir un diagnostic ni de vous soigner vous-même pour une maladie grave ou de longue durée sans avoir au préalable consulté un médecin ou un membre de la profession médicale.

À mon épouse, Clare, et à nos enfants, Alex, Jack, Daniel et Kate, grâce auxquels je me dis que vivre plus longtemps en vaut la peine.

M. M.

À Ned, Lily, May et Paul – mon Brighton Rock.
Et à mes parents qui ont toujours su que la nourriture, c'est de l'amour.

M. S.

Remerciements

Ce livre n'aurait pu voir le jour sans les nombreux scientifiques qui m'ont donné si généreusement de leur temps et ont mis à ma disposition le fruit de leurs travaux de recherche. Tous mes remerciements vont au docteur Luigi Fontana, de la Washington University School of Medicine, au professeur Mark Mattson, du National Institute on Aging, à la docteure Krista Varady, de l'Université de l'Illinois à Chicago, et au professeur Valter Longo, directeur du Longevity Institute de l'Université de Californie du Sud.

Un grand merci à Aidan Laverty, producteur de l'émission *Horizon* à la BBC, qui m'a fait découvrir le monde du jeûne intermittent, et à l'ensemble de l'équipe de production, notamment à Kate Dart et Roshan Samarasinghe. Je tiens également à remercier Janice Hadlow, qui s'est montrée suffisamment courageuse pour me pousser devant la caméra et qui m'a donné l'occasion de me lancer dans de nouveaux projets.

Merci à Nicola Jeal du *Times* pour son intelligence, ses idées et son soutien sans faille.

Mimi et moi remercions également Rebecca Nicolson, Aurea Carpenter et Emmie Francis de chez Short Books pour n'avoir pas ménagé leurs efforts et avoir compris immédiatement le potentiel révolutionnaire du jeûne intermittent.

Table des matières

Introduction

Les dernières décennies ont vu les régimes alimentaires se succéder, une tendance chassant l'autre, mais l'avis des médecins sur ce qui constitue un mode de vie sain n'a quasiment pas varié: privilégier les aliments pauvres en graisses, faire davantage d'exercice... et ne jamais sauter de repas. Pourtant, dans la même période, l'obésité dans le monde a grimpé en flèche.

Une autre approche a-t-elle fait ses preuves? Nous pensons que oui. Fondée sur la science, cette approche est le jeûne intermittent.

Lorsque nous avons entendu parler pour la première fois des bienfaits supposés du jeûne intermittent, nous étions sceptiques, comme beaucoup. Jeûner nous semblait terriblement contraignant et difficile, et nous savions tous les deux que les régimes, quels qu'ils soient, sont généralement voués à l'échec. Maintenant que nous avons étudié à la loupe et testé personnellement le jeûne intermittent, nous sommes convaincus de son potentiel extraordinaire. D'ailleurs, un des spécialistes interrogés pour ce livre le dit: «Vous ne pouvez rien faire de plus puissant pour votre organisme que de jeûner.»

«Vous ne pouvez rien faire de plus puissant pour votre organisme que de jeûner.»

Le jeûne : une idée ancienne, une méthode moderne

Le jeûne n'est pas nouveau. Comme vous le découvrirez dans le chapitre 1, votre organisme est fait pour jeûner. L'évolution de l'espèce humaine est passée par une époque où la nourriture était rare ; nous sommes le produit des périodes d'abondance et de famine qui se sont succédé pendant des milliers d'années. Si nous réagissons si bien au jeûne intermittent, c'est sans doute parce qu'il reproduit beaucoup mieux que nos trois repas par jour l'environnement qui a vu naître et évoluer l'homme moderne.

Le jeûne demeure un acte de foi pour certains. Les jeûnes du carême, du Yom Kippour et du ramadan sont parmi les plus connus. Les orthodoxes grecs sont invités à jeûner 180 jours par an (selon saint Nicolas Vélimirovitch, « la gloutonnerie rend un homme taciturne et craintif, alors que le jeûne le rend joyeux et courageux »), tandis que les moines bouddhistes jeûnent à la nouvelle lune et à la pleine lune de chaque mois lunaire.

Toujours est-il que nous sommes de plus en plus nombreux, semble-t-il, à manger à longueur de journée. Non pas parce que nous avons faim, mais parce que nous sommes insatisfaits. Insatisfaits de notre poids, de notre corps, de notre santé.

Le jeûne intermittent peut nous remettre en contact avec notre véritable nature humaine. Il est la voie royale pour perdre du poids, mais aussi pour rester en santé et atteindre un bien-être durable.

Ce livre est le fruit des recherches scientifiques les plus avancées et de leurs résultats sur les connaissances en matière de perte de poids, de résistance aux maladies et de longévité. Et il est aussi le résultat de nos expériences personnelles. Ces deux catégories de données sont pertinentes ici et permettent d'étudier le jeûne intermittent de deux points de vue complémentaires, soit celui du médecin et celui de la journaliste.

Comme vous le découvrirez dans les pages qui suivent, le jeûne intermittent a changé nos vies à tous les deux. Nous espérons qu'il en sera de même pour vous.

La motivation de Michael : le point de vue d'un homme

J'ai 56 ans et, avant d'explorer le jeûne intermittent, j'avais un léger surpoids : faisant 1,80 m (5 pi 11 po), je pesais 85 kg (187 lb) et j'avais un indice de masse corporelle de 26. J'ai été mince jusqu'à 35 ans puis, comme beaucoup de gens, j'ai pris régulièrement du poids – environ 500 g (1 lb) par an. Cela paraît peu, mais représente en réalité beaucoup de kilos accumulés en 20 ans. Je commençais à ressembler à mon père, un homme qui a souffert toute sa vie de problèmes de poids et qui est mort à un peu plus de 70 ans de complications liées au diabète. À son enterrement, beaucoup de ses amis m'ont fait remarquer à quel point je lui ressemblais.

Alors que je réalisais un documentaire pour la BBC, j'ai eu la chance de passer une IRM (imagerie par résonance magnétique) qui a révélé que je faisais partie de ces personnes minces à l'extérieur mais grasses à l'intérieur. La graisse viscérale est la plus dangereuse parce qu'elle s'accumule autour des organes internes et augmente le risque de maladies cardiovasculaires et de diabète. Des analyses de sang ont montré que j'étais en train de développer un diabète et que mon cholestérol était beaucoup trop élevé. Visiblement, j'allais devoir faire quelque chose si je ne voulais pas finir comme mon père. J'ai essayé de suivre les conseils alimentaires habituels, mais sans véritables résultats. Mon poids et ma formule sanguine restaient critiques.

Je n'avais jamais suivi de régime parce que j'étais convaincu qu'aucun ne fonctionnerait. J'avais vu mon père essayer tous les régimes de la terre, du régime Scarsdale au régime Atkins en passant par bien d'autres. Chaque fois, il avait perdu du poids, mais il avait repris tous ses kilos, voire plus, en quelques mois.

Début 2012, Aidan Laverty, le réalisateur de l'émission scientifique *Horizon* diffusée à la BBC, m'a demandé si je voulais bien jouer les cobayes pour explorer les fondements scientifiques de l'allongement de l'espérance de vie. Avec la productrice Kate Dart et le chercheur Roshan Samarasinghe, nous avons rapidement décidé de nous pencher sur la restriction calorique et le jeûne, convaincus que nous pouvions en tirer des résultats intéressants.

La restriction calorique, appelée aussi régime hypocalorique sévère, est une expérience assez brutale. Il s'agit de réduire son apport calorique de façon draconienne, donc de manger beaucoup moins que la normale chaque jour de sa longue (c'est à espérer!) vie. Pourquoi s'astreindre à un tel régime? Parce que c'est la seule manière d'accroître son espérance de vie, du moins chez les mammifères. On compte au moins 10 000 adeptes de la restriction calorique avec nutrition optimale dans le monde, et j'en ai rencontré un certain nombre. Malgré leur profil biochimique généralement fabuleux, je n'ai jamais été tenté de devenir aussi maigre qu'eux. Je n'ai tout simplement ni la volonté ni le désir de suivre toute ma vie un régime extrêmement pauvre en calories.

C'est pourquoi j'ai été enchanté de découvrir le jeûne intermittent, qui implique de diminuer son apport calorique mais pas tout le temps. Si la science avait raison, j'aurais les avantages de la restriction calorique, mais pas les frustrations qui y étaient associées.

J'ai fait le tour des États-Unis, rencontrant des scientifiques de renom qui ont accepté de partager avec moi leurs travaux de recherche et leurs idées. Il m'apparaissait que le jeûne intermittent n'était pas une mode, mais cette méthode n'allait pas être aussi facile que je l'avais espéré au départ. Comme vous le découvrirez au fil de votre lecture, il existe de nombreuses formes de jeûne intermittent. Certaines préconisent de ne rien manger pendant 24 heures, voire plus longtemps; d'autres de prendre un seul repas hypocalorique par jour, un jour sur deux. J'ai testé les deux méthodes, mais l'une comme l'autre me paraissaient tout simplement trop difficiles à suivre.

J'ai donc mis au point et expérimenté ma propre version du jeûne intermittent. Cinq jours par semaine, je mangeais normalement; les 2 autres jours, je me limitais à 25 % de mon apport calorique habituel, soit 600 calories par jour. Je répartissais ces 600 calories en 2 repas – environ 250 calories au déjeuner et 350 calories au souper – ce qui me permettait de jeûner environ 12 heures d'affilée. J'ai décidé que j'allais jeûner les lundis et jeudis. Je suis ainsi devenu mon propre cobaye.

Le documentaire *Manger, jeûner et vivre plus longtemps,* qui retraçait en détail mon expérience quotidienne de ce que nous appelions désormais le régime 5:2, a été diffusé à la BBC durant les Jeux olympiques de Londres en août 2012. Je m'attendais à ce qu'il passe inaperçu vu la folie médiatique qui entourait les jeux, mais il a lui aussi trouvé son auditoire: plus de 2,5 millions de téléspectateurs – une audience énorme pour *Horizon* – et des centaines de milliers d'internautes sur YouTube. Les abonnés à mon compte Twitter ont triplé; tout le monde voulait essayer ma version du jeûne intermittent.

Les grands journaux se sont emparés de mon histoire, si bien que mon expérience n'a pas tardé à être relayée par des publications du monde entier – à New York, Los Angeles, Paris, Madrid, Montréal, Islamabad et New Delhi. Des communautés en ligne ont été créées, des menus et des expériences ont été échangés, des forums de discussion sur le jeûne ont fleuri. Les gens ont commencé à m'arrêter dans la rue et à m'envoyer des courriels pour me faire part de leur expérience du régime 5:2. Beaucoup de ces courriels provenaient de médecins. Comme moi, ils avaient été sceptiques au départ, mais ils avaient eux-mêmes testé le jeûne intermittent, avaient constaté qu'il fonctionnait et l'avaient recommandé à leurs patients. Ils voulaient obtenir davantage d'information, de menus et de preuves scientifiques de son efficacité. Et ils voulaient que j'écrive un livre! Je me suis dérobé, j'ai tergiversé, puis j'ai trouvé une collaboratrice que j'appréciais, en qui j'avais confiance et qui possédait une solide connaissance de la nutrition. C'était Mimi Spencer. Le livre que vous avez entre les mains est né ainsi.

LE PARCOURS DE MICHAEL

J'ai fait des études de médecine au Royal Free Hospital de Londres et, une fois mon diplôme en poche, j'ai été embauché par la BBC comme assistant de production stagiaire. Au cours des 25 dernières années, j'ai réalisé de nombreux documentaires scientifiques et historiques pour la BBC, d'abord derrière la caméra, puis devant. J'ai été producteur délégué et présentateur. Actuellement, je réalise trois nouvelles émissions et présente régulièrement *The One Show* à la BBC.

J'ai reçu de nombreuses distinctions, dont celle de Journaliste médical de l'année remise par la British Medical Association.

La motivation de Mimi : le point de vue d'une femme

Je me suis lancée dans le jeûne intermittent le jour où j'ai dû rédiger un article pour *The Times* portant sur l'émission *Horizon* de Michael. C'était la première fois que j'entendais parler du jeûne intermittent, et l'idée m'a séduite aussitôt, moi la sceptique qui, depuis 20 ans, observais les étranges acrobaties des industries de la mode, de la beauté et des régimes minceur.

Comme toutes les femmes dans la quarantaine, j'avais essayé de nombreux régimes avant de perdre du poids, puis de perdre la foi en quelques semaines et de reprendre tous mes kilos. Même si je n'avais jamais eu de surpoids, j'aurais voulu perdre ces quelques kilos réfractaires que j'avais pris pendant ma grossesse et dont je n'avais jamais pu me débarrasser. Les régimes que j'avais testés avaient toujours été trop difficiles à suivre, trop compliqués à mettre en pratique, trop ennuyeux, trop stricts et trop limités, pompant toutes mes réserves et me laissant au bout du compte totalement épuisée, vidée de mon énergie vitale. Je n'avais rien trouvé, rien que je puisse intégrer dans ma vie familiale et professionnelle.

J'avais soutenu pendant des années que les régimes étaient des miroirs aux alouettes, voués à l'échec en raison des restrictions et des privations qu'ils imposaient, mais là, j'ai su immédiatement que c'était différent. Nombreuses, les preuves scientifiques étaient incontestables et – aspect essentiel pour moi – la communauté médicale affichait une attitude positive. Les effets du jeûne intermittent, sur Michael et sur d'autres, étaient impressionnants, voire sidérants. Dans son documentaire, Michael parlait du « début de quelque chose d'énorme... de nature à transformer radicalement la santé de la nation ». Je n'ai pas pu résister. Et, d'ailleurs, pourquoi aurais-je attendu plus longtemps ?

« Nombreuses, les preuves scientifiques étaient incontestables et – aspect essentiel pour moi – la communauté médicale affichait une attitude positive. »

Aussitôt testé, aussitôt adopté. Je suis une convertie, un apôtre même. Je continue à suivre le jeûne intermittent, mais sans m'en apercevoir. Au départ, je pesais 60 kg (132 lb) pour 1,70 m (5 pi 7 po), avec un indice de masse corporelle de 21,4, donc normal. Au moment où je coécris ce livre avec Michael, je pèse 54 kg (119 lb) et mon IMC est passé à 19,4. Un poids en moins ! Je me sens légère, svelte et pleine de vie. Le jeûne fait partie intégrante de mon quotidien, et je le pratique sans y penser, sans aucun stress.

Je suis plus dynamique, plus enthousiaste, animée d'un plus grand appétit de vivre. Ma peau est plus belle, le tour de taille de mes jeans est plus petit, et je ne redoute plus de porter un deux-pièces sur la plage. Mais, et c'est sans doute le plus important, je sais que je fais ce qu'il y a de mieux pour préserver mes capacités physiques et cérébrales. En fait, le jeûne intermittent est la seule méthode que j'ai découverte en 20 ans capable de vous faire maigrir pour de bon et offrant des

« Je me sens légère, svelte et pleine de vie. »

vertus anti-âge. J'ai l'intime conviction que c'est une panacée et elle mérite d'être partagée.

LE PARCOURS DE MIMI

Depuis 20 ans, j'écris des articles sur la mode, la nutrition et la beauté dans des journaux et des magazines britanniques. J'ai commencé chez *Vogue* avant de collaborer avec d'autres prestigieuses publications. J'ai été nommée Journaliste de mode de l'année 2000. Actuellement, je signe une chronique dans le magazine *Mail on Sunday's You* et rédige régulièrement des articles pour *The Saturday Times*. En 2009, j'ai écrit un livre, *101 Things to Do Before You Diet,* dans lequel je relate mes mésaventures avec les régimes à la mode – des régimes qui nous condamnent à l'échec.

Le jeûne intermittent : promesse faite, promesse tenue

Les conseils nutritionnels classiques ne fonctionnent tout simplement pas pour la plupart des gens. Le jeûne intermittent constitue une voie totalement différente des autres, capable de changer radicalement notre approche de l'alimentation et de la perte de poids.

- Le jeûne intermittent nous demande de ne pas considérer uniquement ce que nous mangeons, mais *quand* nous le mangeons.
- Il n'y a pas de règles compliquées à suivre ; il s'agit d'une méthode souple, parfaitement compréhensible et facile à utiliser.

- Il n'y a pas de décompte quotidien des calories – pas d'ennui, de frustration et de privations comme avec les régimes classiques.
- Oui, il s'agit de jeûner, mais pas dans le sens où vous l'entendez ; à aucun moment vous ne serez affamé.
- Vous mangerez ce que vous aimez, la plupart du temps.
- Les kilos que vous perdrez seront durablement perdus si vous continuez à suivre le programme de base.
- La perte de poids n'est qu'un des nombreux bienfaits du jeûne intermittent. Son véritable bénéfice est d'améliorer votre santé à long terme en diminuant le risque de souffrir de nombreuses pathologies, comme le diabète, les maladies cardiovasculaires et le cancer.
- Vous comprendrez vite que ce n'est pas un régime. C'est plutôt une stratégie pour vivre longtemps en bonne santé.

Dès maintenant, vous comprendrez pourquoi nous sommes aussi sûrs de nous. Dans le chapitre 1, Michael vous explique les fondements scientifiques du jeûne intermittent.

CHAPITRE 1

La science du jeûne

••• PAR MICHAEL MOSLEY

Pour la plupart des animaux sauvages, l'alternance de périodes de vaches maigres et de périodes de vaches grasses est la norme. Nos ancêtres les plus éloignés n'avaient pas l'habitude de manger quatre ou cinq fois par jour. Leur quotidien consistait plutôt à tuer une proie, à assouvir leur faim, à se reposer puis à endurer de longues périodes sans rien à manger. Notre organisme et nos gènes se sont forgés dans un environnement de pénurie ponctué ça et là d'un bon festin.

La situation est très différente aujourd'hui. Nous mangeons tout le temps. Jeûner – soit s'abstenir volontairement de manger – est considéré comme un comportement plutôt excentrique, voire malsain. La plupart d'entre nous s'attendent à manger au moins trois fois par jour et à grignoter pas mal entre les repas – un petit cappuccino par-ci, quelques biscuits par-là ou un smoothie parce que c'est « plus sain ».

Autrefois, les parents disaient à leurs enfants: «Ne mangez pas entre les repas.» Cette époque est révolue depuis longtemps. Des études récentes menées aux États-Unis pour comparer les habitudes alimentaires de 28 000 enfants et de 36 000 adultes au cours des 30 dernières années ont mis en évidence que le laps de temps que nous passons à «ne pas manger» a été réduit de façon spectaculaire au cours de ces dernières décennies[1]. Dans les années 1970, les adultes restaient environ quatre heures et demie sans manger; les enfants, environ quatre heures. Aujourd'hui, le chiffre est tombé à trois heures et demie pour les adultes et à trois heures pour les enfants, et il n'inclut pas le grignotage et les boissons.

L'idée selon laquelle manger peu et souvent est une «bonne chose» provient en partie des fabricants de grignotines et des livres de régimes à la mode, mais elle a également reçu l'approbation du corps médical. Leur argument? Il est préférable de prendre de nombreux petits repas parce que cette répartition nous évite d'avoir faim et de nous gaver d'aliments gras et sucrés. Cet argument tient la route, à condition de ne pas manger plus au bout du compte. Malheureusement, dans la réalité, on finit toujours par manger plus.

Des chercheurs ont découvert que, comparativement à il y a 30 ans, non seulement nous absorbons chaque jour environ 180 calories supplémentaires sous forme essentiellement de boissons lactées, de smoothies et de boissons gazeuses, mais nous mangeons aussi davantage aux repas, soit en moyenne 120 calories de plus par jour. Autrement dit, grignoter ne fait pas en sorte que nous mangeons moins aux repas, mais cela semble au contraire stimuler l'appétit.

Manger à longueur de journée est devenu tellement normal aujourd'hui que certains sont presque choqués d'entendre qu'il est profitable de faire tout le contraire. Lorsque je me suis lancé dans le jeûne, j'ai découvert des aspects de moi-même, de mes croyances et de mes attitudes à l'égard de la nourriture que j'ignorais.

- J'ai découvert que je mangeais souvent sans en ressentir vraiment le besoin. Je mangeais parce que la nourriture était là, parce que j'avais peur d'avoir faim plus tard ou simplement par habitude.
- Je pensais, à tort, que quand on commençait à avoir faim, la faim augmentait jusqu'à devenir intolérable et vous poussait à dévaliser le frigo. En fait, la faim passe, et une fois que vous avez connu la faim, vous ne la redoutez plus.
- Je pensais que le jeûne me rendrait distrait, incapable de me concentrer. Or, j'ai découvert qu'il aiguisait mes sens et stimulait mes capacités cérébrales.
- Je me demandais si j'allais me sentir affaibli. Il s'avère que l'organisme s'adapte. D'ailleurs, de nombreux athlètes avec qui j'ai discuté me disaient qu'ils s'entraînaient tout en jeûnant.
- J'avais peur que ce soit trop dur et, finalement, jeûner n'est pas difficile du tout.

« Je pensais que le jeûne me rendrait distrait, incapable de me concentrer. Or, j'ai découvert qu'il aiguisait mes sens et stimulait mes capacités cérébrales. »

Pourquoi j'ai voulu essayer le jeûne

Comme la plupart des grandes religions préconisent le jeûne (les sikhs sont une exception, même s'ils autorisent le jeûne pour des raisons médicales), j'ai toujours pensé qu'il s'agissait d'un moyen de tester sa foi. Je pouvais y voir des bénéfices spirituels potentiels, mais j'étais profondément sceptique quant aux bienfaits physiques.

J'ai également eu un certain nombre d'amis préoccupés par leur santé qui, année après année, ont essayé de me convertir au jeûne, mais je n'ai jamais pu les croire lorsqu'ils me disaient que c'était pour se «reposer le foie» ou «éliminer les toxines». Aucune explication n'était valable aux yeux d'un sceptique comme moi, qui plus est de formation médicale. Un d'entre eux m'a déjà dit qu'au bout de deux à trois semaines de jeûne, ses urines étaient devenues noires, preuve que les toxines s'en allaient. J'y voyais surtout la preuve qu'il était ignorant et que ce qui se passait dans son organisme ne laissait présager rien de bon.

J'ai voulu essayer le jeûne pour deux raisons: ma situation personnelle – la cinquantaine, une glycémie élevée, un léger surpoids – et les débuts de preuves scientifiques, dont la liste figure ci-dessous.

Ce qui ne nous tue pas nous rend plus forts

Un certain nombre de chercheurs ont contribué à me convaincre de tester le jeûne, dont le docteur Mark Mattson, du National Institute on Aging de Bethesda, dans le Maryland. Il y a quelques années, il a écrit un article avec Edward Calabrese dans le *New Scientist;* cet article, intitulé «*When a little poison is good for you*»[2] (Quand un peu de poison est bon pour vous), m'a vraiment étonné et donné à réfléchir.

«Un peu de poison est bon pour vous» est une façon imagée de décrire la théorie de l'hormèse: lorsqu'un humain, ou n'importe quelle autre créature, est exposé à un stress ou à une toxine, il peut s'en trouver renforcé. L'hormèse est aujourd'hui une explication biologique largement acceptée du fonctionnement de l'organisme au niveau cellulaire.

Prenez, par exemple, quelque chose d'aussi simple que l'exercice physique. Lorsque vous courez ou soulevez des haltères, vous ne faites pas autre chose que d'abîmer vos muscles en provoquant de petites déchirures. Si vous n'exagérez pas votre effort, votre organisme réagit en les réparant, ce qui les renforce au passage.

Les légumes sont un autre exemple. Nous savons tous que nous devons manger beaucoup de fruits et de légumes parce qu'ils sont bourrés d'antioxydants – et les antioxydants sont salutaires parce qu'ils absorbent les radicaux libres, ces atomes ou molécules toxiques présents dans notre organisme. Le problème avec cette explication largement répandue des effets bénéfiques des fruits et des légumes, c'est qu'elle est très certainement fausse, ou du moins incomplète. La quantité d'antioxydants dans les fruits et les légumes est bien trop faible pour avoir des effets profonds. De plus, les expériences qui ont consisté à extraire les antioxydants des plantes pour les donner à l'homme sous la forme concentrée des compléments alimentaires n'ont pas été concluantes dans le cadre d'essais cliniques à long terme. Le bêtacarotène pris sous forme de carottes est bon pour la santé, indéniablement. Or, quand il est extrait de la carotte et donné à des patients cancéreux sous forme de complément alimentaire, il semble plutôt aggraver leur état.

Considérer les légumes sous l'angle de l'hormèse peut nous ouvrir à l'idée d'un fonctionnement totalement différent de ces aliments dans notre organisme.

Prenez ce paradoxe apparent : l'amertume est souvent associée dans la nature à une substance toxique, à quelque chose qu'il faut éviter. Les végétaux produisent une multitude de composés phytochimiques, dont certains agissent comme des pesticides naturels pour empêcher des mammifères tels que nous de les manger. Leur goût amer est un signal on ne peut plus clair : « Ne pas toucher. » Par conséquent, nous avons de bonnes raisons liées à notre évolution de ne pas aimer et d'éviter les aliments amers. Pourtant, certains légumes particulièrement bénéfiques pour la santé, comme le chou, le chou-fleur, le brocoli et d'autres espèces de la famille des crucifères, sont si amers que même la plupart des adultes ont du mal à les apprécier.

Le paradoxe est résolu si on comprend que ces légumes sont amers parce qu'ils renferment des substances chimiques potentiellement toxiques, mais qu'ils ne sont pas mauvais pour notre santé parce qu'ils ne contiennent que de faibles doses de ces substances toxiques. Ces faibles quantités activent les réponses au stress et stimulent des gènes qui protègent et réparent.

Le jeûne et l'hormèse

Une fois que vous commencez à voir le monde sous cet angle, vous réalisez que de nombreuses activités que vous trouvez éprouvantes au départ – manger des légumes amers, jogger, pratiquer le jeûne intermittent – sont loin d'être nocives. Le défi lui-même semble faire partie du bénéfice. Le fait qu'une privation de nourriture prolongée est très mauvaise pour la santé ne signifie pas que de courtes périodes de jeûne intermittent sont seulement *un peu mauvaises.* Bien au contraire.

C'est ce que m'a brillamment expliqué le docteur Valter Longo, directeur du Longevity Institute de l'Université de Californie du Sud. Ses recherches portent sur les causes du vieillissement et différentes approches susceptibles de réduire le risque de contracter des maladies liées à l'âge, comme le cancer et le diabète. Je suis allé voir Valter parce qu'il est un spécialiste de renommée mondiale, mais aussi parce qu'il a gentiment accepté de me guider dans ma première expérience du jeûne.

Valter ne se contente pas d'étudier le jeûne depuis de nombreuses années; il en est un adepte convaincu. Il vit en accord avec ses recherches et se porte comme un charme, en ayant une alimentation pauvre en protéines et riche en légumes héritée de ses grands-parents italiens. Ceux-ci vivent dans le sud de l'Italie, dans une région où l'espérance de vie est particulièrement élevée.

Outre son régime alimentaire assez strict, Valter saute le dîner pour garder son poids. Environ tous les six mois, il pratique un jeûne prolongé de plusieurs jours. Grand, mince et dynamique, ce bel Italien est un modèle pour ceux qui souhaitent se lancer dans le jeûne.

Si Valter se montre aussi enthousiaste à l'égard de cette pratique, c'est parce que ses recherches et celles d'autres scientifiques ont démontré ses multiples bienfaits sur la santé. S'abstenir de manger, même pendant de courtes périodes, stimule un certain nombre de gènes réparateurs capables d'apporter des bénéfices à long terme. « Les premières études dont nous disposons suggèrent qu'un jeûne périodique temporaire peut induire des changements durables de nature à combattre le vieillissement et les maladies, me disait-il. Vous prenez un individu, vous le faites jeûner 24 heures et vous observez des résultats révolutionnaires. Et même si vous preniez un cocktail de médicaments, des médicaments très puissants, vous n'obtiendriez jamais les résultats auxquels vous parvenez avec le jeûne. Le jeûne est une merveille de coordination. »

« Les premières études dont nous disposons suggèrent qu'un jeûne périodique temporaire peut induire des changements durables de nature à combattre le vieillissement et les maladies. »

Le jeûne et la longévité

La plupart des premières études à long terme sur les bienfaits du jeûne ont été réalisées sur des rats. Elles nous ont permis de mieux comprendre les mécanismes moléculaires qui sous-tendent le jeûne.

Dans le cadre d'une étude menée en 1945, des chercheurs ont soumis des rats à un jeûne d'un jour sur quatre, d'un jour sur trois ou d'un jour sur deux. Ils ont découvert que les rats qui jeûnaient vivaient plus longtemps qu'un groupe témoin, et que plus ils jeûnaient, plus leur espérance de vie augmentait. Contrairement aux rats soumis à une restriction calorique constante, les rats qui jeûnaient ne souffraient pas de retard de croissance[3].

Depuis, de nombreuses études ont confirmé, du moins chez les rats, la valeur du jeûne. Mais pourquoi jeûner est-il bénéfique ? Quel est le mécanisme ?

Valter possède son propre réservoir de souris génétiquement modifiées appelées souris naines ou souris Laron, qu'il était impatient de me montrer. Ces souris, bien que de petite taille, détiennent le record d'espérance de vie chez les mammifères. Elles vivent étonnamment longtemps.

En général, une souris vit deux ans en moyenne. Les souris naines vivent près de deux fois plus longtemps, et un peu plus si elles sont également soumises à une restriction calorique. Chez l'homme, cela équivaudrait à vivre jusqu'à 170 ans.

Ce qu'il y a de fascinant chez la souris Laron, ce n'est pas tant qu'elle vive longtemps, mais qu'elle reste en bonne santé jusqu'à un âge avancé. Elle ne semble pas sujette au diabète ni au cancer, et elle meurt généralement de mort naturelle. Valter m'a expliqué que l'autopsie ne permettait quasiment jamais de déterminer la cause de la mort. Les souris semblaient tomber raides mortes.

Pourquoi ces souris sont-elles si petites et si résistantes ? Parce qu'elles sont génétiquement modifiées pour que leur organisme ne soit plus sensible à une hormone appelée facteur de croissance IGF 1. L'hormone IGF 1 favorise la croissance de la quasi-totalité des cellules de l'organisme. Autrement dit, elle maintient vos cellules constamment en activité. Il vous faut une quantité suffisante d'IGF 1 et d'autres facteurs de croissance lorsque vous êtes jeune et en pleine croissance, mais un taux élevé d'IGF 1 à l'âge adulte et à un âge plus avancé semble accélérer le vieillissement et provoquer le cancer. Comme l'explique Valter, c'est comme conduire le pied constamment sur l'accélérateur: «Imagine qu'au lieu d'emmener de temps en temps ta voiture au garage pour changer certaines pièces, tu continues à la conduire, encore et encore. Naturellement, elle va finir par tomber en panne.»

Les travaux de Valter ont pour but de répondre à cette question: «Comment continuer à conduire aussi souvent et aussi vite que possible tout en profitant de la vie?» La réponse ne vous surprendra pas: en jeûnant périodiquement. Si le jeûne fonctionne, c'est en partie parce qu'il encourage l'organisme à réduire sa production d'IGF 1.

Les preuves que l'IGF 1 joue un rôle clé dans de nombreuses maladies liées au vieillissement ne proviennent pas seulement de souris génétiquement modifiées, mais aussi d'humains. Depuis sept ans, Valter étudie des villageois de l'Équateur atteints d'une anomalie génétique appelée nanisme de Laron. Cette anomalie extrêmement rare touche moins de 350 personnes dans le monde. Les individus atteints présentent une mutation du gène du récepteur de l'hormone de croissance (RHC) et des taux très bas d'IGF 1. Les souris Laron génétiquement modifiées ont un type similaire de mutation du RHC.

Les villageois qui présentent le nanisme de Laron sont d'ordinaire très petits; beaucoup mesurent moins de 120 cm (4 pi). Ce qui est le plus surprenant chez eux, comme chez les souris Laron, c'est qu'ils ne semblent pas contracter de maladies courantes, comme le diabète et le cancer. D'ailleurs, Valter n'a jamais rencontré un seul cas de décès dû au cancer chez les individus atteints, tandis que leurs proches qui ne souffrent pas du nanisme de Laron ont des cancers.

Au risque de décevoir ceux qui voudraient voir dans l'IGF1 le secret de l'immortalité, les individus atteints du syndrome de Laron ne vivent pas exceptionnellement vieux, contrairement aux souris Laron. Ils vivent jusqu'à un âge avancé, sans plus. Selon Valter, il se pourrait que ce soit parce qu'ils préfèrent profiter de la vie que de se soucier de leur mode de vie : « Ils fument, ont une alimentation hypercalorique, puis me regardent en disant : “Oh ! Ce n'est pas grave, je suis immunisé.” »

Valter pense qu'ils préfèrent l'idée de vivre comme ils l'entendent et de mourir à 85 ans à celle de faire davantage attention à leur hygiène de vie et d'avoir la chance de dépasser la barre des 100 g ans. Il aimerait en persuader certains d'adopter un style de vie plus sain pour observer ce qui se passe, mais il ne vivra pas assez vieux pour voir les résultats !

Le jeûne et les gènes réparateurs

On ne comprend pas encore totalement pourquoi, mais l'évolution nous a montré ceci : tant que nous avons suffisamment de nourriture, notre organisme se préoccupe principalement de se développer, d'avoir des rapports sexuels et de se reproduire. La nature ne fait pas de projets à long terme pour nous ; elle n'investit pas dans nos vieux jours ! Une fois que nous nous sommes reproduits, nous pouvons disparaître.

Alors, que se passe-t-il si vous décidez de jeûner ? D'abord, votre organisme subit un choc. Les signaux qui arrivent à votre cerveau vous rappellent que vous avez faim et vous exhortent à trouver quelque chose à manger. Mais vous résistez. Votre organisme se dit alors que si vous ne mangez pas autant et aussi fréquemment que d'habitude, c'est parce que vous êtes en période de famine. Une situation tout à fait normale pour nos ancêtres.

En période de famine, il ne sert à rien de dépenser de l'énergie à assurer sa croissance et à satisfaire ses besoins sexuels. Au contraire, la décision la plus sage pour l'organisme est de consacrer sa précieuse énergie à se réparer pour vous permettre de survivre jusqu'au retour des jours fastes. Résultat: votre organisme lève le pied de l'accélérateur, active un certain nombre de gènes réparateurs et devient l'équivalent cellulaire d'un garage. Tous ses petits gènes sont sollicités pour effectuer les travaux de maintenance les plus urgents, qui avaient été reportés jusque-là.

La restriction calorique contribue à activer un processus appelé autophagie[4], qui signifie «se manger soi-même». L'organisme recycle alors ses vieilles cellules fatiguées. Comme avec une voiture, il est important de se débarrasser des pièces qui commencent à se dégrader si vous voulez garder la machine en bon état.

Selon Valter, la plupart des individus qui ont un IMC supérieur à 25 peuvent tirer profit du jeûne, mais si le jeûne dure plus de 24 heures, il doit être effectué dans un centre adapté: «Un jeûne prolongé n'est pas un acte banal et réclame une surveillance. S'il est fait correctement, il peut être très puissant en votre faveur. S'il n'est pas fait correctement, il peut être très puissant en votre défaveur.» Un jeûne de plusieurs jours entraîne une baisse de la pression artérielle et des reprogrammations métaboliques profondes. Certaines personnes s'évanouissent – une réaction peu courante, mais possible.

Valter travaille aux effets du jeûne sur le cancer (voir p. 50). Les résultats semblent meilleurs dans le cas d'un jeûne prolongé par rapport au jeûne intermittent. Comme il le faisait remarquer, la première fois que vous essayez de jeûner quelques jours, vous avez l'impression de livrer une bataille: «Notre organisme est habitué à des taux élevés de glucose et d'insuline, alors il met du temps à s'adapter. Ce n'est pas aussi difficile par la suite.» Je n'étais guère enthousiasmé par ce «par la suite», mais je savais que je devais essayer. Je pensais pouvoir relever ce défi. Le cerveau contre l'estomac. Pas de témoins à charge.

Mon expérience d'un jeûne de quatre jours

Je ne pense pas qu'il soit nécessaire ni particulièrement souhaitable de pratiquer un jeûne prolongé avant de se lancer dans le jeûne intermittent. Alors que les risques liés à un jeûne de moins de 24 heures sont très faibles, ceux du jeûne prolongé sont plus élevés. Personnellement, j'ai décidé de commencer par un jeûne de quatre jours parce que j'étais entre bonnes mains. Mon taux d'IGF 1 avait été mesuré juste avant ma rencontre avec Valter, et il était élevé. Pas extrêmement élevé, mais limite (voir p. 58).

Un taux élevé d'IGF 1 est associé à un certain nombre de cancers, dont le cancer de la prostate, que mon père a eu. Un jeûne de quatre jours allait-il changer quelque chose ?

J'avais été prévenu que les premiers jours pouvaient être difficiles, mais qu'après je commencerais à ressentir les effets d'un afflux de « substances chimiques du bien-être », comme les appelait Valter. Encore mieux : mon prochain jeûne serait plus facile parce que mon cerveau et mon corps comprendraient le processus à l'œuvre.

Après avoir décidé d'essayer un jeûne prolongé, je devais déterminer en quoi il consisterait exactement. Le jeûne est une tradition dans différents pays. Les Russes semblent apprécier un jeûne radical constitué uniquement d'eau, de douches froides et d'exercice physique. Les Allemands, eux, ont une attitude plus modérée. Allez dans une clinique allemande spécialisée dans le jeûne et vous aurez probablement droit à 200 calories par jour, dans un environnement confortable.

Comme je voulais voir des résultats tangibles, j'ai opté pour un compromis britannique. J'absorberais environ 25 calories par jour, je n'aurais pas à supporter de douches froides et j'essaierais de travailler normalement.

C'est ainsi qu'un lundi soir, après une belle journée ensoleillée, j'ai profité de mon dernier repas – extrêmement nourrissant –

composé d'un steak frites, de quelques feuilles de laitue et d'une bonne bière. J'ai ressenti une certaine inquiétude en réalisant que, dans les quatre jours suivants, je ne boirais que de l'eau, du thé noir et du café sans sucre, et que je n'avalerais qu'une misérable soupe réduite en calories pour toute la journée.

Malgré tout ce qu'on m'avait dit et tout ce que j'avais lu, avant de commencer mon jeûne, j'ai redouté secrètement que la faim me tenaille de façon insupportable, qu'elle s'amplifie et me ronge à l'intérieur, m'obligeant finalement à lui céder et à dévaliser la pâtisserie du coin. Les 24 premières heures ont été assez difficiles, mais les choses se sont améliorées, comme me l'avait dit Valter. Oui, j'ai eu des crampes d'estomac qui m'ont parfois empêché de me concentrer; si je restais occupé, elles finissaient par disparaître.

Au cours d'un premier jour de jeûne, des changements très profonds s'opèrent à l'intérieur de l'organisme. En l'espace de quelques heures, le glucose en circulation dans le sang est consommé. S'il n'y a pas de nouvel apport, l'organisme consomme son glycogène, une forme stable de glucose stockée dans les muscles et le foie.

«Au cours d'un premier jour de jeûne, des changements très profonds s'opèrent à l'intérieur de l'organisme.»

Ce n'est que lorsque ses réserves de glycogène sont épuisées que l'organisme commence à brûler ses graisses. Concrètement, il y a décomposition des acides gras dans le foie, ce qui produit ce qu'on appelle des corps cétoniques. Ces corps cétoniques sont alors utilisés comme source d'énergie par le cerveau à la place du glucose.

Les deux premiers jours de jeûne peuvent être difficiles parce que votre corps et votre cerveau doivent gérer le passage du glucose et du glycogène aux corps cétoniques pour continuer à fonctionner. Comme votre organisme n'y est pas habitué, vous pouvez avoir des maux de tête, même si moi j'y ai échappé. Vous pouvez avoir du mal à dormir. Ce qui n'a pas été mon cas non plus. La principale difficulté que j'ai éprouvée avec le jeûne n'est pas facile à formuler : c'était parfois juste une sensation « désagréable ». Je ne me sentais pas prêt à défaillir, juste un peu à côté de mes pompes.

J'ai eu faim de temps en temps, mais la plupart du temps j'étais joyeux, ce qui m'a surpris. Au troisième jour, les hormones du bien-être sont venues à mon secours.

Le quatrième jour, j'étais presque déçu que ce soit terminé. Presque. Même si Valter m'avait expliqué qu'il n'est pas raisonnable de se jeter sur la nourriture juste après un jeûne, je me suis préparé des œufs au bacon. Après quelques bouchées, j'étais rassasié. Je n'avais vraiment pas besoin de manger plus et j'ai même sauté le dîner.

L'après-midi, j'ai passé des examens médicaux et j'ai appris que j'avais perdu environ 1 kg, essentiellement de la graisse. Ma glycémie avait diminué considérablement et mon taux d'IGF 1, qui était limite, avait lui aussi baissé. À vrai dire, il était divisé par deux. Que des bonnes nouvelles ! J'avais perdu de la graisse, mes résultats sanguins étaient bons et je savais que j'étais capable d'avoir le dessus sur ma faim. Valter était extrêmement satisfait de ces changements, notamment de la baisse de l'IGF 1 qui, selon lui, allait réduire considérablement mon risque de cancer. Toutefois, il m'a prévenu que si je retrouvais mon ancien mode de vie, ces changements positifs ne dureraient pas.

Les recherches de Valter tendent à montrer qu'un régime riche en protéines, comme celui de la plupart des Occidentaux, contribue à maintenir un taux élevé d'IGF 1. Je savais que la viande et le poisson contenaient des protéines, mais j'ignorais qu'il y en avait autant dans le lait. J'avais l'habitude de boire un café au lait presque tous les matins. Je croyais, à tort, que parce que le lait était écrémé, il n'était pas mauvais pour la santé. Malheureusement, même un grand café au lait écrémé apporte environ 11 g (0,4 oz) de protéines. Les recommandations nutritionnelles varient en fonction de l'âge et du sexe : les femmes de 19 à 75 ans ont besoin d'environ 46 g (1,6 oz) de protéines par jour ; les hommes de 19 à 75 ans, de 55 g (2 oz) par jour. J'ai donc décidé de supprimer mon café au lait du matin.

La curiosité m'a poussé à essayer de jeûner pendant quatre jours, mais je ne recommanderais pas ce type de jeûne à ceux qui veulent perdre du poids parce qu'il n'est pas tenable à long terme. À moins de l'associer à beaucoup d'exercice physique, les individus qui pratiquent le jeûne prolongé perdent non seulement de la graisse, mais aussi du muscle. Et quand ils arrêtent (ils finissent par y être obligés), ils ont tendance à reprendre tous les kilos perdus.

Heureusement, le jeûne intermittent, moins radical, entraîne une perte de poids régulière. Il peut être pratiqué sur une longue période et ne provoque pas de perte musculaire.

Le jeûne alternatif

Une des formes de jeûne court les plus étudiées est le jeûne alternatif. Vous ne mangez pas, ou mangez peu, un jour sur deux. La docteure Krista Varady de l'Université de l'Illinois à Chicago fait partie des rares chercheurs à avoir réalisé des études sur l'homme dans ce domaine.

Krista est mince, charmante et pleine d'humour. Nous nous sommes rencontrés dans un petit restaurant traditionnel où je mangeais, non sans une certaine culpabilité, un hamburger frites tandis que Krista me parlait d'une de ses plus récentes études à laquelle avaient participé des volontaires[5]. Les jours de jeûne, les hommes étaient autorisés à absorber environ 600 calories par jour, les femmes 500, et en une seule fois, généralement le midi. Les autres jours, ils pouvaient manger normalement.

Ce qui a surpris Krista, c'est que les participants ne se ruaient pas sur la nourriture les jours où ils pouvaient manger ce qu'ils voulaient. « Lorsque j'ai démarré ces essais, je pensais que les participants allaient manger le double le lendemain et que, du coup, ils n'allaient pas perdre de poids. J'ai plutôt découvert qu'ils ne mangeaient que 10 % de plus que leurs rations habituelles. Je ne l'ai pas encore mesuré, mais je pense que la taille de l'estomac, qui a une capacité limitée à s'agrandir, y est pour beaucoup. Manger près de deux fois plus que d'ordinaire est assez difficile, en réalité. Vous pouvez y parvenir, mais à la longue. Les gens obèses ont un estomac qui s'agrandit progressivement pour finir par absorber 5000 calories par jour. Réussir du premier coup à absorber autant de calories est très difficile. »

Dans ses études précédentes, Krista avait demandé aux participants de respecter un régime pauvre en graisses ; elle voulait maintenant savoir si le jeûne alternatif pouvait aussi fonctionner dans le cadre d'une alimentation typiquement américaine, c'est-à-dire riche en graisses. Elle a donc demandé à 33 obèses, principalement des femmes, de pratiquer le jeûne alternatif pendant 8 semaines. Avant le début de l'expérience, les volontaires ont été répartis en deux groupes. Le premier groupe a dû suivre un régime pauvre en lipides constitué de fromages et de produits laitiers allégés, de viandes très maigres et d'une grande quantité de fruits et de légumes. Le second groupe était autorisé à manger de la lasagne, de la pizza et toutes sortes d'aliments gras. Il faut savoir que l'alimentation des Américains est constituée de 35 à 45 % de lipides.

Comme me l'a expliqué Krista, les résultats ont été inattendus. Les chercheurs avaient supposé que les personnes soumises à un régime pauvre en graisses allaient perdre plus de poids que celles qui n'étaient pas restreintes dans leur apport lipidique. Contre toute attente, l'inverse s'est produit : les participants qui suivaient un régime riche en graisses ont perdu en moyenne 5,6 kg (12 lb), tandis que les autres n'ont perdu que 4,2 kg (9 lb). Les membres des deux groupes ont perdu environ 7 cm (plus de 2 po) de tour de taille.

Selon Krista, ces résultats s'expliquent par l'importance de la notion de plaisir. Les gens autorisés à suivre le régime riche en graisses avaient plus de chances de le respecter, simplement parce qu'ils le trouvaient beaucoup plus savoureux. Et l'amaigrissement n'était pas le seul résultat. Les deux groupes ont vu diminuer de façon spectaculaire leur taux de cholestérol LDL (le mauvais cholestérol) et leur pression artérielle. Autrement dit, ils avaient réduit leurs risques de maladies cardiovasculaires, de crise cardiaque ou d'attaque cérébrale.

Krista ne cherche pas à inciter les gens à manger n'importe quoi. Elle préférerait que les pratiquants du jeûne alternatif augmentent leur consommation de fruits et de légumes. Le problème, selon elle, c'est que les médecins encouragent leurs patients à adopter un mode de vie sain depuis des décennies et que leurs recommandations ne sont pas suivies – une constatation qui l'exaspère. Selon elle, les nutritionnistes devraient tenir compte de ce que les gens *font* plutôt que de ce qu'ils *devraient faire*.

Autre avantage important du jeûne alternatif: vous ne perdez pas de muscle, ce qui n'est pas le cas des régimes hypocaloriques classiques. Krista elle-même n'en connaît pas la raison et souhaite poursuivre ses recherches en ce sens.

Le jeûne deux jours par semaine

Un des problèmes du jeûne alternatif et une des raisons pour lesquelles je n'en suis pas totalement adepte, c'est que vous devez le suivre un jour sur deux. D'après mon expérience, cela peut être gênant socialement et exigeant sur le plan émotionnel. Vos proches et vos amis peuvent avoir du mal à se rappeler quels sont les jours où vous jeûnez et ceux où vous mangez normalement.

Contrairement aux patients de Krista, je n'avais pas un surpoids très important et je craignais de maigrir trop, et trop vite. C'est pourquoi après avoir essayé le jeûne alternatif pendant quelque temps, j'ai décidé de reprendre mon jeûne de deux jours par semaine. Je vous en dirai davantage plus loin dans ce chapitre.

Je peux désormais m'appuyer sur ma propre expérience et celle de centaines d'autres personnes qui m'ont écrit. Mais quelles ont été les études réalisées sur le jeûne deux jours par semaine?

La docteure Michelle Harvie, une diététiste du Genesis Breast Cancer Prevention Centre au Whythenshawe Hospital de Manchester, en Angleterre, a réalisé un certain nombre d'études visant à évaluer les effets du jeûne de deux jours par semaine sur des participantes. Pour une étude récente, elle a réparti 115 femmes en 3 groupes. Elle a demandé au premier groupe de suivre un régime méditerranéen de 1500 calories par jour en évitant les aliments riches en graisses et l'alcool[6]. Quant au deuxième groupe, il devait manger normalement cinq jours par semaine, mais suivre un régime pauvre en glucides de 650 calories journalières les deux autres jours. Enfin, elle a demandé au troisième groupe d'éviter les glucides deux jours par semaine, mais de manger normalement, sans restriction calorique, les cinq autres jours.

Au bout de 3 mois, les femmes qui suivaient un régime 2 jours par semaine avaient perdu en moyenne 4 kg (presque 9 lb), soit près du double que celles qui étaient au régime à temps plein. La résistance à l'insuline s'était aussi considérablement améliorée chez les deux derniers groupes (voir p. 47).

L'objectif des travaux de Michelle est de réduire le risque de cancer du sein par des mesures diététiques. L'obésité et une résistance à l'insuline élevée sont deux facteurs de risque. Sur le site du centre Genesis (www.genesisuk.org), elle explique qu'elle étudie le jeûne intermittent depuis plus de six ans et que ses recherches ont montré qu'une diminution de l'apport calorique deux jours par semaine procure les mêmes bénéfices qu'un régime hypocalorique normal, voire des bienfaits supérieurs. «À ce jour, nos recherches ont établi que le jeûne intermittent semble un moyen viable et sans danger de perdre du poids et de ne pas en reprendre, contrairement aux régimes classiques où les restrictions sont permanentes.»

« À ce jour, nos recherches ont établi que le jeûne intermittent semble un moyen viable et sans danger de perdre du poids et de ne pas en reprendre, contrairement aux régimes classiques où les restrictions sont permanentes. »

Une simple affaire de calories ?

Si vous absorbez entre 500 et 600 calories 2 jours par semaine et ne faites pas d'excès de table les autres jours, vous allez perdre du poids de façon régulière.

Mais ce n'est peut-être pas tout. Récemment, je suis tombé sur une étude particulièrement intéressante qui suggérait que le moment des repas était presque aussi important que le contenu de l'assiette.

Dans cette étude, des scientifiques du Salk Institute for Biological Studies ont pris deux groupes de souris et les ont soumises à un régime riche en graisses[7]. Toutes les souris recevaient exactement la même quantité de nourriture, sauf que celles du premier groupe pouvaient manger n'importe quand et grignoter quand bon leur semblait, un peu comme nous aujourd'hui, alors que celles du second groupe devaient manger dans une période de huit heures. Autrement dit, elles étaient obligées de jeûner pendant 16 heures.

Au bout de 100 jours, les chercheurs ont constaté des différences vraiment spectaculaires entre les deux groupes. Les souris qui grignotaient des aliments gras à longueur de journée avaient développé un taux de cholestérol et une glycémie élevés, et présentaient des lésions hépatiques. En revanche, les souris contraintes de ne rien avaler pendant 16 heures avaient pris beaucoup moins de poids (28 % de moins) et avaient le foie nettement moins atteint, alors qu'elles avaient mangé exactement la même nourriture et en quantités identiques. Elles avaient également un taux d'inflammation chronique plus faible, ce qui réduisait leurs risques de contracter un certain nombre de maladies, dont les pathologies cardiovasculaires, le cancer, les attaques cérébrales et la maladie d'Alzheimer.

L'explication des chercheurs est la suivante : tout le temps que vous mangez, votre taux d'insuline dans le sang demeure élevé et votre organisme reste en mode stockage des graisses (voir p. 47). Ce n'est qu'après quelques heures de jeûne que votre organisme est capable de stopper son mécanisme de stockage des graisses et de mettre en route son mécanisme de brûlage des graisses. Alors, si vous êtes une souris et que vous grignotez sans cesse, votre organisme continue à fabriquer et à stocker des graisses, et vous serez un parfait sujet à l'obésité et aux lésions hépatiques !

À ce stade, j'espère que vous êtes aussi convaincu que moi que non seulement le jeûne permet de perdre du poids, mais qu'il offre aussi de multiples bienfaits pour la santé. J'avais pris conscience de certains arguments en faveur du jeûne avant de m'y intéresser vraiment et, bien que sceptique au départ, je me suis rapidement rendu à l'évidence : il est efficace.

> « Des études montraient que le jeûne pouvait améliorer l'humeur et protéger le cerveau de la démence et du déclin cognitif. »

Un champ d'études particulier m'a toutefois surpris : celui des effets du jeûne sur l'humeur et les facultés cérébrales. En effet, des études montraient que le jeûne pouvait améliorer l'humeur et protéger le cerveau de la démence et du déclin cognitif. C'était quelque chose de totalement nouveau pour moi, d'inattendu et d'infiniment passionnant.

Le jeûne et le cerveau

Comme le disait Woody Allen, le cerveau est mon deuxième organe favori. Je pourrais même le mettre en premier, car sans lui, rien d'autre ne fonctionnerait. Le cerveau, cette substance visqueuse d'environ 1,3 kg (3 lb), d'un rosé grisâtre et de la consistance du tapioca, a été décrit comme l'objet le plus complexe de l'univers connu. Il nous permet de bâtir, d'écrire de la poésie, de dominer la planète et même de nous comprendre, ce qu'aucune autre créature n'a jamais réussi à faire.

Le cerveau est aussi un dispositif d'économie d'énergie extrêmement performant, effectuant les opérations mentales les plus complexes et veillant à ce que notre organisme fonctionne correctement en utilisant la même quantité d'énergie qu'une ampoule de 25 watts.

Un organe aussi souple et aussi adaptable peut malheureusement avoir des ratés. Comme j'avance en âge, ma mémoire est devenue plus faillible. J'ai compensé en me servant d'astuces mnémotechniques, mais de temps en temps, je peine à me souvenir des noms ou des dates. Et, pire, je me dis qu'un jour je perdrai peut-être complètement la tête et serai atteint d'une forme de démence, ce qui me fait très peur. Je tiens à garder mon cerveau en bonne santé aussi longtemps que possible. Heureusement, le jeûne semble lui offrir une protection efficace.

L'homme avec qui j'ai discuté de mon cerveau s'appelle Mark Mattson. Mark, qui dirige le laboratoire de neurosciences du National Institute on Aging, est un des scientifiques les plus réputés dans son domaine, à savoir l'étude du vieillissement cérébral. Je trouve ses travaux très encourageants, notamment lorsqu'il affirme que le jeûne peut aider à combattre la maladie d'Alzheimer, la démence et l'amnésie.

J'ai marché jusqu'à son bureau. J'adore la marche. Non seulement brûle-t-elle des calories, mais elle améliore l'humeur et contribue à entretenir la mémoire. Normalement, en vieillissant, le volume du cerveau diminue, mais une étude a montré que, chez les marcheurs réguliers, l'hippocampe, soit la zone du cerveau indispensable à la mémoire, augmentait[8]. Comme on peut le voir à l'IRM, le cerveau d'un marcheur régulier porte deux ans de moins que celui d'un individu sédentaire.

Mark, qui étudie la maladie d'Alzheimer, a perdu son père de démence. Même si cet événement ne l'a pas directement poussé à se spécialiser dans ce domaine (lorsqu'il a commencé ses travaux sur la maladie d'Alzheimer, son père n'avait pas encore été diagnostiqué), il lui a permis de mieux comprendre cette maladie.

La maladie d'Alzheimer touche près de 26 millions de personnes dans le monde et, avec le vieillissement de la population, le problème ne peut que s'aggraver. Il est crucial de trouver de nouvelles approches, car dans la maladie d'Alzheimer comme dans d'autres formes de démence, une fois que le diagnostic est posé, il est possible de ralentir la progression inexorable de la maladie, sans toutefois l'empêcher. L'état de la personne atteinte s'aggrave au fil du temps, jusqu'à ce que des soins constants soient nécessaires pendant de nombreuses années.

Que peut faire le jeûne ?

Comme l'avait fait Valter Longo, Mark m'a fait observer des souris dans son laboratoire. Des souris génétiquement modifiées, elles aussi, mais pour être rendues plus vulnérables à la maladie d'Alzheimer. Celles que j'ai vues se trouvaient dans un labyrinthe dont elles devaient trouver la sortie pour accéder à leur nourriture. Certaines se débrouillaient assez bien, d'autres semblaient complètement désorientées. Trouver la sortie d'un labyrinthe et d'autres tâches de ce type peuvent révéler des signes que les souris sont en train de présenter des troubles de la mémoire ; une souris qui a des difficultés de mémorisation oubliera rapidement le chemin par lequel elle est déjà passée.

Soumises à un régime alimentaire normal, les souris génétiquement modifiées de Mark vont rapidement souffrir de démence. À un an, l'équivalent de la cinquantaine chez l'homme, elles présentent habituellement des difficultés d'apprentissage et des troubles de la mémoire. Lorsqu'elles sont soumises à un jeûne intermittent, que Mark préfère appeler « une restriction énergétique intermittente », elles vont souvent vivre jusqu'à 20 mois sans présenter de signe détectable de démence[9]. Leur état commence à se détériorer vers la fin de leur vie. Chez l'homme, c'est la différence entre présenter des signes d'Alzheimer à 50 ans et n'en avoir qu'à 80 ans. Mon choix est vite fait !

Le plus inquiétant, c'est que quand ces souris sont soumises à un régime riche en aliments gras et sucrés, elles déclinent beaucoup plus tôt que des souris nourries normalement. « Ce régime produit des effets catastrophiques ; les animaux subissent plus tôt des difficultés d'apprentissage et des troubles de la mémoire, présentent une accumulation plus importante de substances amyloïdes dans l'organisme et ont plus de mal à sortir du labyrinthe », m'expliquait Mark. Autrement dit, manger des cochonneries rend ces souris obèses et stupides.

Un des principaux changements observés chez les souris mises au jeûne intermittent est la production accrue d'une protéine appelée facteur neurotrophique dérivé du cerveau (BDNF). Il a été démontré que le BDNF stimule les cellules souches pour les inciter à se transformer en nouvelles cellules nerveuses dans l'hippocampe. Or, l'hippocampe est une région cérébrale indispensable à l'apprentissage et à la mémoire.

Mais pourquoi l'hippocampe se développe-t-il en réaction au jeûne ? Ce phénomène est logique du point de vue de notre évolution. Après tout, c'est quand la nourriture vient à manquer que l'homme doit faire preuve d'intelligence et être à l'affût. Selon Mark, « si un animal se trouve dans un endroit où les ressources alimentaires sont limitées, il est important qu'il puisse se rappeler où est stockée la nourriture, où sont les dangers, où rôdent les prédateurs, etc. Nos ancêtres qui étaient capables de satisfaire leur faim grâce à des facultés cognitives accrues possédaient un avantage de survie ».

Nous ne savons pas avec certitude si les humains développent de nouveaux neurones en réponse au jeûne ; pour en être absolument certains, les chercheurs auraient besoin de soumettre des volontaires à un jeûne intermittent, puis de les tuer, de prélever leur cerveau et de rechercher des signes de nouvelle croissance neuronale. Il semble bien improbable que des cobayes humains se bousculent au portillon pour ce genre de projet ! Les chercheurs peuvent quand même soumettre des volontaires qui jeûnent à une IRM visant à déterminer si la taille de leur hippocampe s'est modifiée avec le temps.

Ces techniques ont été utilisées chez l'humain pour montrer qu'un exercice pratiqué régulièrement, comme la marche, augmente la taille de l'hippocampe. J'espère que des études similaires montreront que jeûner deux jours par semaine est bon pour l'apprentissage et la mémoire. D'un point de vue purement anecdotique, cela semble fonctionner. Avant de me lancer dans le jeûne intermittent, j'ai passé un test de mémoire complexe en ligne. Deux mois après, j'ai refait le test et mes résultats s'étaient améliorés.

Le jeûne et l'humeur

Valter Longo et d'autres m'avaient dit, avant que je me lance dans mon jeûne de quatre jours, que ce serait dur au départ, mais qu'au bout d'un moment je me sentirais d'humeur plus joyeuse. C'est effectivement ce qui s'est passé. De même, j'ai été surpris de découvrir à quel point je me suis senti de bonne humeur en pratiquant le jeûne intermittent. Je m'attendais à être fatigué et grincheux les jours de jeûne, alors que pas du tout. Cette amélioration de l'humeur était-elle simplement un effet psychologique, celui que ressentent ceux qui jeûnent et qui perdent du poids ? Était-elle également liée à des modifications chimiques ?

Selon Mark Mattson, si les gens trouvent le jeûne intermittent relativement facile, c'est attribuable à ses effets sur le BDNF. Le BDNF semble protéger le cerveau des ravages de la démence et du déclin cérébral lié à l'âge, mais aussi améliorer l'humeur.

Un certain nombre d'études qui remontent à de nombreuses années suggèrent qu'une augmentation du BDNF produit un effet antidépresseur, du moins chez les rongeurs. Dans une de ces études, des chercheurs avaient injecté du BDNF directement dans le cerveau des rats et découvert que l'effet était similaire à celui d'un usage répété d'antidépresseurs[10]. Une autre étude a fait ressortir que les électrochocs, une thérapie efficace chez des patients atteints de dépression grave, semblent fonctionner, du moins en partie, parce qu'ils stimulent la production de BDNF[11].

Selon Mark Mattson, au bout de quelques semaines de jeûne intermittent, le BDNF commence à augmenter, supprimant l'anxiété et améliorant l'humeur. Le chercheur ne dispose pas encore de toutes les données nécessaires à la validation de ses hypothèses, mais il procède à des essais auprès de volontaires et son équipe prélève régulièrement des échantillons de liquide céphalorachidien (le liquide dans lequel baignent le cerveau et la moelle épinière) pour mesurer les changements qui s'opèrent durant un jeûne intermittent. Ces essais ne sont pas recommandés aux personnes sensibles, car ils réclament des ponctions lombaires régulières, mais comme me le faisait remarquer Mark, la plupart des participants constatent déjà les premiers signes d'un changement cognitif, ce qui contribue à les motiver fortement.

Mark est passionné par l'étude et la diffusion des bienfaits du jeûne intermittent, tout comme il s'inquiète sérieusement des conséquences de l'épidémie d'obésité sur le cerveau et sur la société en général. Selon lui, si vous envisagez de pratiquer le jeûne intermittent, vous avez intérêt à vous y mettre sans tarder : « Le déclin cognitif lié à l'âge observé dans la maladie d'Alzheimer de même que les événements qui se produisent dans le cerveau, à l'échelle des cellules nerveuses et de leurs molécules, interviennent très tôt, probablement des décennies avant que la personne commence à avoir des troubles de l'apprentissage et de la mémoire. C'est pourquoi il est indispensable de vous mettre au régime le plus tôt possible, lorsque vous êtes jeune ou âgé d'une cinquantaine d'années, pour ralentir le développement de ces processus cérébraux et vivre jusqu'à 90 ans avec un cerveau en parfait état de fonctionnement. »

Comme Mark, je suis convaincu que le cerveau humain tire profit de courtes périodes de jeûne. Ce domaine de recherche passionnant fera l'objet d'un intérêt croissant dans les prochaines années, surtout que le jeûne intermittent n'a pas des effets bénéfiques et mesurables uniquement sur le cerveau : il est également bon pour le cœur, la formule sanguine et la prévention du cancer. C'est là-dessus que nous nous pencherons.

« Le jeûne intermittent n'a pas des effets bénéfiques et mesurables uniquement sur le cerveau : il est également bon pour le cœur, la formule sanguine et la prévention du cancer. »

Le jeûne et l'insuline

J'ai décidé d'essayer le jeûne principalement parce que mes examens médicaux mettaient en évidence un risque élevé de problèmes cardiovasculaires. Je n'avais encore jamais rien eu, mais les indicateurs étaient dans le rouge ! Les tests ont montré que j'avais un taux de LDL (lipoprotéine de basse densité, le « mauvais » cholestérol) et une glycémie à jeun beaucoup trop élevés, ce qui était inquiétant.

La glycémie à jeun se mesure après le jeûne de la nuit. La valeur normale et souhaitable est comprise entre 3,9 et 5,8 mmol/l (millimoles par litre, soit le nombre de molécules d'une substance présente dans un litre de sang) ; la mienne s'élevait à 7,3 mmol/l. Je n'étais pas encore diabétique, mais si je continuais, je le deviendrais. Il existe de nombreuses raisons de tout faire pour ne pas devenir diabétique, à commencer par le fait que le diabète augmente considérablement le risque de crise cardiaque ou d'attaque cérébrale. Il est donc important de mesurer sa glycémie à jeun, car elle peut révéler des troubles de l'insuline.

L'insuline : l'hormone qui fait grossir

Lorsque nous mangeons, notamment des aliments riches en glucides, notre glycémie s'élève et le pancréas, un organe situé sous les côtes près du rein gauche, augmente rapidement sa production d'insuline. Le glucose est le principal carburant de nos cellules, mais l'organisme n'aime pas qu'un taux de glucose élevé circule dans le sang. Le rôle de l'insuline, une hormone du pancréas, est de réguler la glycémie pour qu'elle ne soit ni trop faible ni trop élevée. Normalement, elle effectue cette régulation avec grande précision. Le problème surgit lorsque le pancréas entre en surcharge.

L'insuline contrôle le taux de sucre: elle diminue le taux de glucose dans le sang, puis le stocke dans le foie ou les muscles sous une forme stable appelée glycogène; cette réserve sera utilisée si nécessaire, le moment voulu.

Ce qu'on sait moins, c'est que l'insuline contrôle également les graisses. Elle inhibe la lipolyse, soit la destruction des graisses stockées dans l'organisme. En même temps, elle oblige les cellules adipeuses à prélever de la graisse dans le sang et à la stocker. Autrement dit, l'insuline vous fait grossir. Une insulinémie élevée augmente le stockage des graisses et empêche leur dégradation.

Le problème avec notre habitude d'absorber de grandes quantités d'aliments et de boissons sucrés, c'est qu'elle réclame la libération de doses d'insuline de plus en plus élevées pour faire face à l'envolée de la glycémie. Arrivé à un certain point, votre pancréas gère la situation en déversant des doses d'insuline toujours plus importantes.

Ce qui augmente les dépôts graisseux et le risque de cancer. Ce fonctionnement ne peut pas durer toujours. Si vous continuez à produire des quantités d'insuline toujours plus élevées, vos cellules finiront par se révolter et deviendront résistantes à ses effets.

Quand les cellules cessent de réagir à l'insuline, votre glycémie se stabilise à un niveau élevé et vous faites désormais partie des 285 millions d'individus dans le monde qui souffrent d'un diabète de type 2, une maladie qui explose actuellement. Au cours des 20 dernières années, les chiffres ont été multipliés presque par 10, et rien ne laisse présager que cette tendance ralentira.

Le diabète est associé à un risque accru de crise cardiaque, d'attaque cérébrale, d'impuissance, de cécité et d'amputation en raison d'une détérioration de la circulation sanguine. Il est également lié à une diminution du volume du cerveau et à la démence. Rien de réjouissant.

Comment prévenir la spirale infernale qui mène au diabète? En faisant plus d'exercice et en mangeant des aliments qui n'entraînent pas de pic glycémique et n'ont pas d'effet spectaculaire sur l'insulinémie. Je vous en dirai davantage ultérieurement, mais sachez que le jeûne intermittent est bénéfique également dans ce domaine.

Le jeûne intermittent et l'insuline

Aux fins d'une étude publiée en 2005, huit jeunes en bonne santé ont fait l'expérience de jeûner un jour sur deux, vingt heures par jour et pendant deux semaines[12]. Leurs jours de jeûne, ils étaient autorisés à manger jusqu'à 22 heures, puis à ne plus rien manger jusqu'à 18 heures le lendemain. Ils devaient s'alimenter suffisamment le reste du temps pour éviter de perdre du poids.

L'idée était de tester «l'hypothèse de l'épargne», ou l'hypothèse de la frugalité. Selon cette hypothèse, puisque l'humain a évolué à une époque où l'abondance et la famine se succédaient, la meilleure façon de manger serait de reproduire ce schéma alimentaire. Au bout des deux semaines de jeûne, les jeunes n'avaient pas vu leur poids ni leur tissu adipeux changer, ce à quoi s'attendaient les chercheurs. En revanche, ils n'avaient plus la même sensibilité à l'insuline. Autrement dit, après seulement deux semaines de jeûne intermittent, le même taux d'insuline en circulation avait un effet beaucoup plus important sur la capacité des jeunes à stocker le glucose ou à détruire les graisses.

Les chercheurs ont écrit avec un enthousiasme non dissimulé: « En soumettant des hommes en bonne santé à des cycles d'abondance et de famine, nous avons changé leur statut métabolique pour le mieux. À notre connaissance, il s'agit de la première étude chez l'homme où une action renforcée de l'insuline sur le métabolisme du glucose et la lipolyse du tissu adipeux a été obtenue par le jeûne intermittent. »

J'ignore l'impact de mon jeûne intermittent sur ma sensibilité à l'insuline (un examen difficile et extrêmement coûteux), mais je sais que ses effets sur mon taux de sucre dans le sang ont été spectaculaires. Avant mon jeûne intermittent, j'avais une glycémie de 7,3 mmol/l, bien supérieure aux valeurs normales ; à la dernière analyse de sang, elle était tombée à 5 mmol/l, c'est-à-dire dans la normale supérieure. Une réponse impressionnante.

Mon médecin était stupéfait d'un tel renversement de situation. Les médecins ont l'habitude de recommander à leurs patients en hyperglycémie de soigner leur alimentation, mais le plus souvent leurs conseils ont peu d'effet. Le jeûne intermittent pourrait révolutionner la santé des populations.

« En soumettant des hommes en bonne santé à des cycles d'abondance et de famine, nous avons changé leur statut métabolique pour le mieux. »

Le jeûne et le cancer

Mon père, un homme charmant, n'était pas en très bonne santé. En surpoids la majeure partie de sa vie, arrivé à la soixantaine, il avait contracté un diabète et un cancer de la prostate. Il a été opéré pour son cancer, ce qui l'a laissé avec des problèmes urinaires particulièrement gênants. Vous comprendrez que je suis prêt à tout pour ne pas subir le même sort.

Mon jeûne de quatre jours sous la surveillance de Valter Longo m'avait montré qu'il était possible de réduire considérablement mon taux d'IGF 1 (facteur de croissance analogue à l'insuline de type 1) et, ce faisant, du moins je l'espérais, mon risque de cancer de la prostate. J'ai ensuite découvert qu'en pratiquant le jeûne intermittent et en surveillant de plus près mon apport protéique, je pouvais maintenir un taux normal d'IGF 1, sans danger pour la santé. Le lien entre la croissance, le jeûne et le cancer mérite d'être analysé.

Les cellules de notre organisme se multiplient sans cesse pour remplacer les tissus morts, usés ou endommagés. Tout se passe bien tant que la croissance cellulaire est « maîtrisée », mais il arrive qu'une cellule mute, se développe de façon incontrôlée et devienne cancéreuse. Des taux très élevés dans le sang d'un stimulant cellulaire tel que l'IGF 1 sont susceptibles d'augmenter le risque de cancer.

En cas de cancer, trois options classiques : la chirurgie, la chimiothérapie et la radiothérapie. La chirurgie est utilisée pour tenter une ablation de la tumeur ; la chimiothérapie et la radiothérapie, pour essayer de l'empoisonner. Malheureusement, ces deux dernières méthodes ne sont pas sélectives ; outre les cellules cancéreuses, elles tuent ou endommagent les cellules saines environnantes. Elles portent principalement atteinte aux cellules qui se divisent rapidement, comme celles des racines des cheveux, d'où la chute des cheveux observée en cours de traitement.

Valter Longo a montré que, quand nous sommes privés de nourriture, même pour de courtes périodes, notre organisme réagit en ralentissant son métabolisme et en passant à un mode de réparation et de survie jusqu'à ce que la nourriture redevienne abondante. Cela vaut pour les cellules normales. Toutefois, les cellules cancéreuses suivent leurs propres règles. Incontrôlables, elles prolifèrent égoïstement, quelles que soient les circonstances. Cet «égoïsme» crée une occasion à saisir. Du moins en théorie, si vous jeûnez juste avant une chimiothérapie, vous créez une situation où vos cellules normales hibernent tandis que les cellules cancéreuses deviennent folles, donc plus vulnérables.

Dans un article publié en 2008, Valter et ses collègues ont montré que le jeûne «protège les cellules normales mais pas les cellules cancéreuses contre de fortes doses de chimiothérapie[13]». Dans un autre article, ils ont montré que le jeûne augmente l'efficacité des produits de chimiothérapie contre un certain nombre de cancers[14]. Là encore, il s'agissait d'une étude réalisée sur des souris, mais les travaux de Valter avaient retenu l'attention de Nora Quinn, une juge administrative qui avait lu un court article sur cette étude dans le *Los Angeles Times*.

J'ai rencontré Nora à Los Angeles. Cette femme pleine d'entrain, dotée d'un humour pince-sans-rire et décapant, s'était inquiétée lorsqu'un matin elle avait posé sa main sur sa poitrine et senti une masse de la taille d'une noix. Pensant qu'il s'agissait d'un kyste, elle s'est rendue chez le médecin qui la lui a ôtée et l'a envoyée à un laboratoire de pathologie pour analyse.

Résultat de l'analyse: cancer du sein invasif. Elle subissait une radiothérapie et allait commencer une chimio lorsqu'elle a lu l'article sur les travaux de Valter.

Nora a essayé de parler à Valter, qui ne voulait pas la conseiller. En effet, jusque-là, aucun de ses essais n'avait porté sur des humains. Il ignorait s'il était prudent pour un patient qui allait subir une chimiothérapie de se lancer dans un jeûne, alors il n'allait certainement pas encourager des personnes comme Nora à tenter le coup.

Sans se laisser décourager, Nora a mené ses propres recherches et décidé d'essayer le jeûne pendant sept jours et demi – avant, pendant et après sa première chimio. Comme je sais à quel point il est éprouvant de jeûner pendant quatre jours alors qu'on est en bonne santé, j'ai été surpris de la voir réussir, même si elle me disait (en plaisantant) que ce n'était pas si terrible. Les résultats ont été mitigés.

« Je n'ai pas eu trop de vomissements lors de ma première chimio, mais j'ai perdu mes cheveux, ce qui m'a laissé penser que le jeûne n'aidait pas. À la chimio suivante, je n'ai pas jeûné et j'ai eu un peu plus de vomissements, mais rien d'insupportable. Je me suis alors dit que sept jours et demi de jeûne pour éviter quelques vomissements supplémentaires, c'était un mauvais calcul. Je ne recommencerais pas. » Pour sa troisième séance de chimio, Nora n'a donc pas jeûné. Ce qui fut une erreur. « J'ai été malade comme un chien. Je me suis sentie faible, empoisonnée, et je n'ai pas pu me lever. J'étais comme de la gélatine. C'était horrible. »

Les cellules qui tapissent l'intestin, comme celles des racines des cheveux, se développent rapidement parce qu'elles doivent être constamment remplacées. La chimiothérapie peut tuer ces cellules, ce qui explique pourquoi beaucoup de patients ne se sentent vraiment pas bien.

À l'approche de sa quatrième séance de chimio, Nora a décidé de réessayer le jeûne. Cette fois, les choses sont allées beaucoup mieux et elle s'est bien rétablie. Aujourd'hui, elle n'a plus de cancer.

Nora est convaincue que le jeûne lui a été bénéfique, mais il est difficile d'en avoir la certitude parce qu'elle n'a pas été soumise à des essais thérapeutiques en bonne et due forme. Toutefois, Valter et ses collègues ont étudié ses réactions et celles de 10 autres patients cancéreux qui avaient également jeûné[15]. Tous ont rapporté des symptômes moins nombreux et moins sévères après les chimiothérapies et la plupart d'entre eux, y compris Nora, ont vu leurs résultats sanguins s'améliorer. Par exemple, les globules blancs et les plaquettes remontaient plus vite après une chimio quand ils jeûnaient que quand ils ne jeûnaient pas.

Mais pourquoi Nora a-t-elle fait cavalier seul? Pourquoi n'a-t-elle pas jeûné sous l'œil attentif du corps médical? Elle explique: «J'ai décidé de jeûner après avoir pris connaissance de nombreuses données issues d'essais sur les animaux. Si vous vous apprêtez à faire des trucs complètement dingues comme je l'ai fait, vous devez faire l'objet d'une surveillance médicale. Mais moi, je ne voyais pas comment. Aucun médecin ne m'aurait écoutée.»

Jouer les apprentis sorciers aurait pu coûter cher à Nora. C'est pourquoi un comportement aussi rebelle n'est pas recommandé. Néanmoins, son expérience et celle des 10 autres patients ont enrichi de nouvelles études. Par exemple, Valter et son équipe viennent de terminer des essais cliniques pour voir si jeûner au moment d'une chimiothérapie est sans danger – ce qui semble l'être. La phase suivante sera d'évaluer si le jeûne engendre des bienfaits. Dans au moins 10 autres hôpitaux du monde entier, on procède à des essais cliniques ou on s'apprête à le faire. (Pour connaître les dernières informations, rendez-vous au www.thefastdiet.co.uk.)

Le jeûne, qu'il soit prolongé ou intermittent, réduira votre taux d'IGF 1 et, par conséquent, votre risque de souffrir d'un certain nombre de cancers.

Dans une étude récente, la docteure Michelle Harvie, du Genesis Breast Cancer Prevention Centre, a voulu savoir si le jeûne intermittent pouvait réduire le risque de cancer du sein chez la femme[16]. Elle a réparti 107 participantes en 2 groupes. Elle a demandé au premier groupe de suivre un régime méditerranéen équilibré, mais sans dépasser 1500 calories par jour. Le second groupe devait consommer à peu près le même nombre de calories par semaine, mais différemment. Deux jours par semaine, ces femmes ne devaient pas absorber plus de 650 calories par jour. Au bout de 6 mois, les participantes soumises au jeûne intermittent avaient perdu davantage de poids, soit entre 5,8 et 6,5 kg (entre 12,7 et 14,3 lb), leur insuline à jeun et leur résistance à l'insuline avaient considérablement diminué et leur taux de protéine C réactive avait, lui aussi, enregistré une baisse. Ces trois éléments font diminuer le risque de cancer du sein.

En matière de prévention, Michelle Harvie voit un autre avantage du jeûne intermittent par rapport aux régimes classiques : il diminue la quantité de sucre qui arrive jusqu'aux cellules du sein, ce qui peut les inciter à se diviser moins souvent et empêcher leur prolifération.

« Le jeûne, qu'il soit prolongé ou intermittent, réduira votre taux d'IGF 1 et, par conséquent, votre risque de souffrir d'un certain nombre de cancers. »

Le jeûne intermittent : le parcours à emprunter

Vous savez donc que j'ai d'abord testé le jeûne de quatre jours sous la surveillance de Valter Longo. Malgré l'amélioration de ma biochimie sanguine et l'enthousiasme évident de Valter, je ne pouvais pas imaginer m'astreindre à des jeûnes prolongés pour le restant de mes jours. Alors que faire ? Après avoir rencontré Krista Varady et être devenu incollable sur le jeûne alternatif (un jour sur deux), j'ai essayé.

Il m'a fallu peu de temps pour me rendre compte que le jeûne alternatif était trop dur physiquement, socialement et psychologiquement. J'ai besoin d'une certaine structure dans ma vie, et ne pas pouvoir dire à mes amis, sans calendrier, si je pouvais manger avec eux tel soir m'indisposait. Et puis, jeûner un jour sur deux était trop difficile pour moi. Le jeûne alternatif est certainement un moyen efficace de perdre rapidement du poids et de transformer en profondeur sa biochimie, mais il n'était pas pour moi, c'est tout.

J'ai donc essayé d'absorber 600 calories 2 jours par semaine. Cela me paraissait un compromis raisonnable.

J'ai d'abord consommé tous mes aliments en un seul repas, mais je me suis rendu compte que si je sautais le déjeuner, je commençais à avoir faim et à devenir irritable bien avant le dîner. Alors, j'ai réparti ma ration calorique en deux repas : un déjeuner modéré et un souper léger, et ce, deux jours par semaine.

Après avoir expérimenté différentes versions du jeûne, j'ai trouvé que cette méthode 5:2 était la plus efficace et la plus facile à appliquer pour profiter des bienfaits du jeûne sans me priver le reste du temps. C'est celle que je vous recommande. Vous pourrez vous y mettre, après avoir pris en note certaines données décrites ci-dessous.

Le pèse-personne : un passage obligé

Première chose à faire avant de se lancer dans l'aventure du jeûne intermittent : se peser. Au début, il est préférable de se peser tous les jours à la même heure. C'est le matin à jeun que vous pesez le moins.

L'idéal est d'avoir un pèse-personne qui calcule aussi le pourcentage de masse graisseuse. Ce qui vous intéresse surtout, c'est de voir diminuer votre masse graisseuse, non ? Les pèse-personnes les moins chers ne sont pas très fiables ; ils ont tendance à sous-estimer la réalité. Toutefois, ils mesurent efficacement le changement. Autrement dit, ils peuvent vous indiquer au départ que vous avez un pourcentage de masse graisseuse de 30 % alors qu'il est plus proche de 33 %, mais ils sont fiables pour vous indiquer que ce chiffre diminue.

La masse graisseuse est mesurée en tant que pourcentage du poids total. Les appareils que vous trouvez dans le commerce la calculent par un système appelé impédance. Un faible courant électrique vous parcourt le corps et la machine mesure la résistance en se fondant sur une réalité, à savoir que le muscle et d'autres tissus sont de meilleurs conducteurs électriques que la graisse. Les femmes ont tendance à avoir davantage de masse graisseuse que les hommes. Un homme affichant un pourcentage de masse graisseuse supérieur à 25 % est considéré en surpoids ; pour une femme, c'est 30 %.

Seul le scanner d'absorptiométrie biénergétique à rayons X, une machine coûteuse et inutile pour la plupart des gens, donne une lecture exacte.

Le calcul de l'IMC et du rapport tour de taille/taille

Votre indice de masse corporelle (IMC) vous indiquera si vous êtes en surpoids. Pour le calculer, allez sur un site de calcul, comme www.passeportsante.net/fr/VivreEnSante/Tests/Test_IMC.aspx.

Vous aurez également une interprétation des résultats. Seule réserve à l'égard de l'IMC : un individu très musclé peut se retrouver avec un IMC élevé. Malheureusement, la plupart d'entre nous ne sont pas concernés !

L'IMC est utile, mais le meilleur prédicteur du risque de développer une pathologie cardiaque est le rapport tour de taille/taille, comme l'a montré une étude portant sur plus de 45 000 femmes suivies pendant 16 ans[17].

La pire des graisses est la graisse viscérale qui s'accumule à l'intérieur de l'abdomen. C'est la plus mauvaise répartition qui soit parce qu'elle provoque un état inflammatoire et augmente le risque de diabète. Pas besoin de matériel pointu pour savoir si vous avez de la graisse viscérale. Il vous faut juste un ruban à mesurer. Homme ou femme, votre tour de taille doit être inférieur à la moitié de votre taille. La plupart des gens sous-estiment leur tour de taille d'environ cinq centimètres parce qu'ils se fient à la taille de leurs pantalons. Mesurez votre tour de taille en passant le ruban autour de votre taille, à égalité du nombril. Soyez honnête avec vous-même.

Les analyses sanguines

Profitez d'un rendez-vous de routine chez votre médecin pour vous faire prescrire des analyses de sang.

La glycémie à jeun

> « Homme ou femme, votre tour de taille doit être inférieur à la moitié de votre taille. »

La glycémie à jeun constitue un critère de santé très important, même si vous ne présentez pas de risque de diabète, et elle est un facteur prédictif de santé future. Des études montrent qu'un taux de glucose dans le sang même modérément élevé est associé à un risque accru de maladies cardiaques, d'attaque cérébrale et de troubles cognitifs à long terme. Dans l'idéal, on ferait aussi mesurer sa sensibilité à l'insuline, mais cette analyse est complexe et coûteuse.

Le cholestérol

On effectue le dosage de deux types de cholestérol : le cholestérol LDL (lipoprotéine de basse densité) et le cholestérol HDL (lipoprotéine de haute densité). Pour schématiser, disons que le LDL transporte le cholestérol jusqu'à la paroi de vos artères et l'y dépose, alors que le HDL en débarrasse vos parois vasculaires. Il est bien d'avoir un LDL faible et un HDL élevé. Vous pouvez doser le rapport cholestérol total/cholestérol HDL – lequel ne doit pas être supérieur à 5. La valeur standard est de 4,5.

Les triglycérides

Les triglycérides, ces graisses présentes dans le sang, constituent les lipides de réserve de l'organisme. Un taux élevé de triglycérides est associé à un risque accru de maladies cardiaques.

L'IGF 1

Coûteux, le test d'IGF 1 n'est pas toujours prescrit par les médecins. Il mesure le renouvellement cellulaire et donc le risque de cancer. Il peut aussi être un marqueur du vieillissement biologique.

Pour ma part, je voulais découvrir les effets du jeûne 5:2 sur mon taux d'IGF 1. J'ai constaté que le taux d'IGF 1 chute de façon spectaculaire à la suite d'un jeûne de quatre jours, mais il retrouve son niveau initial au bout d'un mois sans jeûne.

Mes données personnelles

Voici mes données personnelles avant de commencer le jeûne intermittent.

	PORTRAIT	VALEURS RECOMMANDÉES
Taille	180 cm (5 pi 11 po)	
Poids	85 kg (187 lb)	
Indice de masse corporelle	26,4	19-25
% de masse graisseuse	28 %	moins de 25 % chez les hommes
Tour de taille	91,5 cm (36 po)	moins de la moitié de sa taille
Tour de cou	43 cm (17 po)	moins de 42 cm (16 ½ po)

Je n'étais pas obèse, mais mon IMC et mon pourcentage de masse graisseuse m'indiquaient que j'avais un surpoids. Une imagerie par résonance magnétique m'a permis de savoir que l'essentiel de ma graisse s'accumulait autour de mon foie et de mes reins, ce qui perturbait le bon fonctionnement métabolique.

Ma graisse n'était pas que viscérale. J'en avais aussi un peu trop autour du cou, ce qui provoquait mes ronflements. Le tour de cou est un facteur prédictif[18] très fiable du ronflement. Il devient préoccupant quand il est supérieur à 42 cm (16 ½ po) chez l'homme et à 41 cm (16 po) chez la femme.

	MES RÉSULTATS EN MMOL/L	**VALEURS RECOMMANDÉES**
Risque de diabète		
Glycémie à jeun	7,3	3,9-5,8
Facteurs de maladies cardiovasculaires		
Triglycérides	1,4	moins de 2,3
Cholestérol HDL	1,8	0,9-1,5
Cholestérol LDL	5,5	jusqu'à 3
Risque de maladies cardiovasculaires		
Cholestérol total/cholestérol HDL	4	jusqu'à 5
Risque de cancer		
Somatomédine C (IGF 1)	28,6 nmol/l	11,3-30,9 nmol/l

Selon ces données, ma glycémie à jeun était beaucoup trop élevée. Je n'étais pas encore diabétique, mais j'avais des signes d'intolérance au glucose ou de prédiabète. Mon cholestérol LDL était, lui aussi, beaucoup trop élevé; cependant, dans une certaine mesure, j'étais protégé par un faible taux de triglycérides et un cholestérol HDL élevé. Mon taux d'IGF 1 était également trop élevé, [illegible]ent cellulaire rapide et un risque de cancer [illegible] d'ensemble n'avait rien de réjouissant.

[illegible]nois de jeûne intermittent, j'ai constaté des [illegible]nts, comme vous pouvez le voir dans les

	PORTRAIT	VALEURS RECOMMANDÉES
Taille	180 cm (5 pi 11 po)	
Poids	76 kg (168 lb)	
Indice de masse corporelle	24	19-25
% de masse graisseuse	21 %	moins de 25 % chez les hommes
Tour de taille	84 cm (33 po)	moins de la moitié de sa taille
Tour de cou	40,6 cm (16 po)	moins de 42 cm (16 ½ po)

J'avais perdu 8,5 kg (19 lb). Mon IMC et mon pourcentage de masse graisseuse avaient retrouvé des valeurs normales. J'ai dû me racheter des ceintures et des pantalons plus petits. Je pouvais rentrer dans un smoking que je n'avais pas porté depuis 10 ans. J'avais cessé de ronfler, ce qui a ravi ma femme et sans doute mes voisins. Et, surtout, mon analyse de sang s'était considérablement améliorée.

« J'avais perdu 8,5 kg. Mon IMC et mon pourcentage de masse graisseuse avaient retrouvé des valeurs normales. J'ai dû me racheter des ceintures et des pantalons plus petits. »

	MES RÉSULTATS EN MMOL/L	VALEURS RECOMMANDÉES
Risque de diabète		
Glycémie à jeun	5	3,9-5,8
Facteurs de maladies cardiovasculaires		
Triglycérides	0,6	moins de 2,3
Cholestérol HDL	2,1	0,9-1,5
Cholestérol LDL	3,6	jusqu'à 3
Risque de maladies cardiovasculaires		
Cholestérol total/cholestérol HDL	2,7	jusqu'à 5
Risque de cancer		
Somatomédine C (IGF 1)	15,9 nmol/l	11,3-30,9 nmol/l

Mon épouse, Clare, qui est médecin, n'en revenait pas. Elle voit régulièrement des patients en surpoids dont les analyses de sang ressemblaient à mes analyses de départ et aucun des conseils qu'elle leur donne n'a jamais eu l'effet spectaculaire constaté chez moi.

J'ai été particulièrement heureux de constater la baisse considérable de ma glycémie à jeun et de mon taux d'IGF 1, qui correspondait aux changements qui s'étaient produits après mon jeûne de quatre jours.

Clare, elle, trouvait que je maigrissais trop vite et souhaitait que mon poids se stabilise pendant un moment. C'est pourquoi j'ai décidé de ne jeûner qu'un jour par semaine. Et, hormis le week-end, les vacances ou une occasion spéciale, je saute régulièrement le dîner.

Résultat ? Mon poids s'est stabilisé à 76 kg (168 lb) et mes analyses de sang restent bonnes. Toutefois, je pense que mon état de santé peut encore s'améliorer et je ne vais pas tarder à reprendre le jeûne deux jours par semaine.

Résumé

Le jeûne intermittent, c'est-à-dire restreindre brièvement mais sévèrement le nombre de calories absorbées, permet de « berner » l'organisme en lui faisant croire qu'il est dans une situation de famine potentielle et qu'il doit passer du mode « plein régime » au mode « entretien des fonctions ».

Si notre organisme répond si bien au jeûne, c'est parce que nos ancêtres ont évolué à une époque où l'alternance de périodes de vaches maigres et de périodes de vaches grasses était la norme. Notre organisme est conçu pour réagir aux stress et aux chocs ; cela le rend plus fort, plus résistant et en meilleure santé. Les scientifiques appellent ce phénomène l'hormèse – ce qui ne nous tue pas nous rend plus forts.

Les bienfaits du jeûne incluent :

- une perte de poids ;
- une baisse du taux d'IGF 1, ce qui permet de réduire le risque de souffrir d'un certain nombre de maladies liées à l'âge, comme le cancer ;
- l'activation de nombreux gènes réparateurs en réaction à ce facteur de stress ;
- un repos du pancréas, ce qui lui permet de produire une insuline plus efficace en réponse à une élévation du taux de sucre dans le sang (une sensibilité accrue à l'insuline diminue les risques d'obésité, de diabète, de maladies cardiovasculaires et de déclin cognitif) ;
- une amélioration générale de l'humeur et du sentiment de bien-être, probablement parce que le cerveau produit davantage de facteur neurotrophique, ce qui nous rend plus joyeux et mieux disposés pour supporter les contraintes du jeûne.

C'en est terminé pour les explications scientifiques. Dans le chapitre suivant, nous passons aux choses concrètes sous la plume de Mimi. Vous découvrirez comment pratiquer le jeûne intermittent dans votre vie de tous les jours et quels aliments consommer.

CHAPITRE 2

Le jeûne intermittent en pratique

••• PAR MIMI SPENCER

Comme vous l'avez vu, il existe de bonnes raisons médicales de commencer un jeûne intermittent. Certains bienfaits du jeûne, comme l'amélioration des résultats des analyses biologiques, sont immédiats. D'autres se manifestent avec le temps, comme la stimulation des facultés cognitives et des capacités d'autoréparation de l'organisme ainsi que la longévité. Pour la majorité des individus, la promesse d'une perte de poids rapide et durable avec la possibilité de continuer de manger normalement la plupart du temps est *la* bonne raison de s'y mettre. Que vous privilégiiez l'amaigrissement ou la santé, vous obtiendrez les deux, puisqu'il s'agit des deux faces d'une même médaille. L'expérience de Michael décrite dans le chapitre précédent vous a certainement donné une idée des résultats auxquels vous pouvez vous attendre.

Diviser par quatre son apport calorique quotidien reste un engagement considérable, alors ne vous étonnez pas si vos premiers jours de jeûne vous paraissent difficiles. Vous vous habituerez au fur et à mesure, et votre sentiment de privation diminuera, notamment si vous gardez à l'esprit que demain est un nouveau jour – un jour où vous pourrez manger normalement.

Toujours est-il que 500 calories (pour une femme) ou 600 calories (pour un homme) sont vite consommées. Un grand café au lait peut dépasser les 300 calories, surtout si vous insistez sur la crème, et votre « quota » calorique journalier peut être atteint avec un bon sandwich. Vous devrez être malin et consommer vos calories de façon judicieuse.

Ce chapitre aborde justement ces détails du jeûne intermittent : comment commencer, ce qu'on ressent, comment s'y tenir et comment ses principes de base peuvent s'intégrer facilement dans le quotidien.

Quand jeûner ?

Études sur l'animal, études sur l'humain, recherches et expériences... Comme vous l'avez vu dans le chapitre précédent, les preuves de l'efficacité du jeûne sont solides. Mais que se passe-t-il quand vous quittez le laboratoire pour entrer dans la vraie vie ? Ce que vous mangez durant votre jeûne, et le moment où vous le mangez, est déterminant pour sa réussite. Alors quel est le schéma optimal ?

Michael a testé différentes versions du jeûne ; celle qui lui a convenu sur une longue période consiste à jeûner 2 jours non consécutifs par semaine en absorbant 600 calories journalières réparties en 2 repas : le déjeuner et le souper. Cette méthode a été baptisée le régime 5:2, cinq jours sans jeûne, deux jours de jeûne, ce qui signifie que la plupart du temps vous n'avez pas à compter vos calories.

Un jour de jeûne typique se déroule de la façon suivante: déjeuner vers 7 h 30, souper vers 19 h 30. Rien entre les deux. Cela permet de rester à jeun deux fois douze heures. Michael est très satisfait de ce mode de jeûne, et sa famille aussi! Les menus proposés plus loin suivent ce schéma.

J'ai pour ma part adopté un schéma un peu différent de celui de Michael. J'absorbe 500 calories en 2 repas, mais entre les deux je grignote un fruit ou un légume. Je me sens l'estomac trop vide si je ne mange rien entre le déjeuner et le souper. Des essais menés par Michelle Harvie[1] et d'autres chercheurs prouvent que cette approche permet tout autant de perdre du poids, de réduire son risque de cancer du sein et d'augmenter sa sensibilité à l'insuline.

D'un point de vue purement théorique, une période de jeûne plus longue (selon le schéma de Michael) devrait produire de meilleurs résultats que l'absorption de quantités moindres, mais plus fréquemment. Toujours est-il qu'il n'y a pas encore eu d'études permettant de savoir s'il est meilleur pour la santé d'absorber ses 500 ou 600 calories en une seule fois, en deux fois ou tout au long de la journée. Il serait logique de penser que manger tout au long de la journée empêche l'organisme de passer en mode «jeûne». Puisque c'est justement l'état de jeûne qui est bénéfique pour la santé, fractionner sa ration alimentaire en plusieurs collations est susceptible de réduire considérablement l'efficacité du régime.

Selon le docteur Mark Mattson du National Institute on Aging, absorber 500 ou 600 calories en un seul repas est probablement meilleur pour la santé que de les répartir tout au long de la journée. Plus l'organisme reste longtemps sans nourriture, meilleure est la réponse d'adaptation au stress des cellules, ce qui est particulièrement bon pour le cerveau.

Le docteur Valter Longo, du Longevity Institute de l'Université de Californie du Sud, va même plus loin en affirmant que, vu la baisse du taux d'IGF 1, il est préférable de jeûner quatre jours de suite tous les deux mois et, le reste du temps, de sauter des repas et d'adopter une alimentation riche en fruits et légumes et pauvre en protéines pour conserver un poids optimal. Bien sûr, cela n'est pas faisable pour la plupart d'entre nous, le jeûne prolongé étant trop difficile à suivre. C'est pourquoi le régime 5:2 semble la formule la plus bénéfique pour la santé et la plus facile à mettre en pratique. Nous attendons des essais complémentaires, mais à ce stade la méthode 5:2 est notre option préférée pour concilier perte de poids et bonne humeur.

Certaines personnes qui n'ont pas faim au déjeuner peuvent manger plus tard dans la journée. Une chercheuse dans ce domaine commence sa journée par un déjeuner tardif vers 11 h et la termine par un souper à 19 h. Ainsi, 2 fois par semaine, elle jeûne 16 heures sur 24. Si on tient compte de l'étude sur les souris mentionnée à la p. 39, *Une simple affaire de calories ?*, cette approche est peut-être même meilleure.

Une bonne approche est celle qui est applicable, et un déjeuner tardif ne convient pas à tous les modes de vie, à tous les emplois du temps et à tous les organismes. Adoptez l'horaire qui vous réussit. Il y a même des personnes qui, pour des raisons de commodité et de simplicité, préfèrent prendre un seul repas. Quelle que soit l'organisation que vous choisissez, pratiquez votre jeûne avec conviction, même si l'expérience ne passera pas forcément comme une lettre à la poste.

Quoi manger ?

Il peut paraître curieux de parler de ce qu'on mange dans le cadre d'un jeûne ! Or, le jeûne intermittent n'est pas un véritable jeûne, car il vous autorise à absorber 500 calories par jour de jeûne si vous êtes une femme et 600 si vous êtes un homme. Cet apport calorique le rend relativement agréable et, surtout, viable à long terme. Alors oui, vous mangez en jeûnant, mais pas n'importe quoi.

> « Le jeûne intermittent n'est pas un véritable jeûne, car il vous autorise à absorber 500 calories par jour de jeûne si vous êtes une femme et 600 si vous êtes un homme. Cet apport calorique le rend relativement agréable et, surtout, viable à long terme. »

Il y a deux grands principes à suivre. Vous devez vous sentir suffisamment nourri sans dépasser la limite des 500 ou 600 calories, d'où la nécessité de consommer des aliments riches en protéines et des aliments à faible indice glycémique. Un certain nombre d'études[2] montrent que des personnes qui suivent un régime riche en protéines se sentent rassasiées plus longtemps (d'ailleurs, c'est essentiellement parce qu'ils mangent moins que les gens perdent du poids en suivant des régimes comme le régime Atkins). Toutefois, les individus ont tendance à se lasser des restrictions alimentaires qu'imposent les régimes hyperprotéinés et ils abandonnent. De plus, ces régimes sont associés à des taux d'inflammation chronique et d'IGF 1 plus élevés, qui à leur tour sont associés à un risque accru de maladies cardiovasculaires et de cancer[3].

Ainsi, le jeûne intermittent ne recommande pas de supprimer totalement les glucides ni de ne jurer que par les aliments riches en protéines. Simplement, les jours de jeûne, l'association de protéines et d'aliments à faible indice glycémique est efficace pour endiguer la faim.

Qu'est-ce que l'indice glycémique ?

Dans le chapitre 1, Michael a souligné l'importance de la glycémie et de l'insuline. Une insuline élevée engendrée par une glycémie élevée encourage votre organisme à stocker les graisses et augmente votre risque de cancer. Autre raison pour éviter les aliments qui provoquent un pic glycémique, notamment les jours de jeûne : ils déclenchent une faim irrépressible.

Les glucides ont l'impact le plus fort sur le taux de sucre dans le sang, mais tous les glucides n'ont pas le même effet. Comme les habitués des régimes le savent, le meilleur moyen de distinguer les glucides qui provoquent un pic glycémique (dits sucres rapides) des glucides qui n'en provoquent pas (dits sucres lents) est de considérer leur indice glycémique (IG). Chaque aliment est associé à un indice sur 100 ; les aliments à l'indice le plus faible n'ayant pas tendance à entraîner une élévation de la glycémie sont ceux qui nous intéressent.

L'ampleur du pic glycémique ne dépend pas seulement de l'aliment lui-même, mais aussi de la quantité consommée. Par exemple, nous mangeons généralement plus de pommes de terre dans un repas que de kiwis. Il existe donc une autre mesure appelée charge glycémique (CG). Elle se calcule de la manière suivante :

$$\text{CG} = \frac{\text{IG x grammes de glucides}}{100}$$

L'indice glycémique et la charge glycémique des aliments sont intéressants à connaître, non seulement parce qu'ils prédisent fortement la santé future (les personnes qui ont une alimentation à faible charge glycémique risquent moins de souffrir de diabète, de maladies cardiovasculaires et de cancers), mais aussi parce qu'ils réservent bien des surprises. Qui aurait imaginé qu'une pomme de terre au four aurait un impact aussi fort sur la glycémie qu'une cuillerée à soupe de sucre ?

Globalement, un IG supérieur à 50 ou une CG supérieure à 20 ne sont pas souhaitables ; en effet, plus ces chiffres sont faibles, mieux c'est. Il est important de répéter que l'IG et la CG sont des mesures liées aux glucides. L'indice glycémique n'est pas pertinent pour les protéines ni pour les lipides, ce qui explique pourquoi aucun des aliments ci-dessous n'a une teneur significative en protéines ou en lipides.

Jetons un coup d'œil rapide à un déjeuner typique dans les pays anglo-saxons :

ALIMENT	IG	CG	PORTION (EN G, 50 G = 1 ¾ OZ)
Flocons d'avoine	50	10	50
Muesli granola	43	7	28
Muffin au son	60	15	57
Galette de sarrasin	102	22	79
Bagel	72	25	71
Céréales de maïs, type Corn flakes	80	20	28

Vous voyez aussitôt pourquoi les flocons d'avoine et le muesli sont meilleurs que les céréales de maïs ou un bagel. Et dans quoi allez-vous baigner votre muesli ?

ALIMENT	IG	CG	PORTION (EN ML)
Lait écrémé	27	3	250
Boisson de soja	44	8	250

L'IG et la CG relativement élevés de la boisson de soja sont une bonne raison de conserver le lait de vache. Et voici une autre surprise :

ALIMENT	IG	CG	PORTION (EN G)
Crème glacée	37	4	50

La crème glacée n'a pas un IG et une CG aussi élevés que vous pouviez le croire ! Si vous l'intégrez dans le calcul de votre apport calorique, une crème glacée peu calorique est un bon choix pour terminer un repas. Pour connaître les IG et CG de différents aliments et organiser vos menus en conséquence, reportez-vous aux tableaux des pages 93 et 94.

Et les protéines ?

Il n'est pas recommandé de consommer exclusivement des protéines les jours de jeûne, mais il vous en faut suffisamment pour l'entretien des muscles, la régénération cellulaire, la régulation endocrinienne, l'immunité et l'énergie. Au surplus, les protéines sont rassasiantes. Il est préférable de suivre les recommandations officielles, à savoir environ 50 g (1¾ oz) par jour.

Privilégiez les « bonnes protéines ». Un poisson blanc à la vapeur, par exemple, est pauvre en graisses saturées et riche en sels minéraux. Préférez le poulet sans la peau à la viande rouge ; les produits laitiers allégés aux cafés au lait ou aux cafés crème ; pensez aux crevettes, au thon, au tofu ou à d'autres protéines végétales. Les oléagineux (noix, noisettes, amandes) et les légumineuses (haricots secs, pois cassés et lentilles) sont riches en fibres et vous satisfont pour un bon moment. Les oléagineux, bien que très caloriques (tout dépend, bien sûr, de la quantité consommée), ont généralement un faible IG et sont très nourrissants. Comme ils sont riches en graisses, vous pourriez penser qu'ils sont mauvais pour la santé ; pourtant, les études montrent que les consommateurs réguliers de noix, de noisettes et d'amandes souffrent moins de diabète et de maladies cardiovasculaires que ceux qui n'en mangent pas[4].

Les œufs, pauvres en graisses saturées, ont une valeur nutritionnelle élevée ; ils n'élèvent pas le cholestérol et 2 œufs représentent seulement 180 calories. Ainsi, lors d'un jour de jeûne, ne vous privez pas d'œufs au déjeuner. Deux œufs et 50 g (1¾ oz) de saumon fumé n'apportent que 250 calories. Des recherches récentes ont montré que ceux qui mangent des œufs au déjeuner se sentent davantage rassasiés pour la journée que ceux dont le déjeuner contient des protéines de blé[5]. Un œuf poché ou à la coque évite l'ajout de matières grasses. Si vous voulez mettre toutes les chances de votre côté, abandonnez le pain grillé et remplacez-le par un œuf et des pointes d'asperges à la vapeur, par exemple.

Quand commencer ?

Si le jeûne ne vous est pas déconseillé, voire contre-indiqué (voir p. 106, vous pouvez commencer dès aujourd'hui. Vous préférez peut-être demander l'avis d'un médecin. Ou prendre le temps de vous préparer à cette idée, en vous disant que vous allez devoir perdre cette vilaine habitude de trop manger, en vidant ce qui reste dans le frigo ou en avalant le dernier biscuit du paquet. Ou vous allez vouloir vous y mettre sans attendre pour voir les premiers progrès en quelques semaines. En tout cas, démarrez votre jeûne un jour où vous vous sentez solide, calme et motivé. Avisez votre entourage que vous commencez le jeûne intermittent : s'engager publiquement est une raison supplémentaire de ne pas faillir à sa tâche ! Évitez les jours de vacances, les jours fériés et les invitations qui vous mettront l'eau à la bouche. Et n'oubliez pas qu'être occupé pendant la journée permet de jeûner plus facilement, sans trop y penser. Le temps passe plus vite qu'à ne rien faire.

Comment intégrer le jeûne dans votre quotidien ?

Après avoir choisi le jour où vous commencerez, notez vos données personnelles (poids actuel, IMC, poids souhaité) dans un journal que vous remplirez au fur et à mesure. Il est prouvé que tenir un registre honnête de ce qu'on mange et de ce qu'on boit favorise la perte de poids durable. Puis, respirez profondément et détendez-vous. Encore mieux : dites-vous qu'après tout, vous n'avez rien à perdre, si ce n'est du poids, non ?

« Mon jeûne sera-t-il difficile à supporter ? »

Si vous n'avez pas expérimenté depuis longtemps la sensation de faim, vous trouverez probablement que cette limite de 500 ou 600 calories par jour est un vrai défi, surtout au départ. Les personnes qui ont suivi un jeûne intermittent rapportent que le processus devient plus facile avec le temps, surtout lorsqu'elles voient les premiers résultats dans le miroir et sur le pèse-personne. Votre premier jour de jeûne passera probablement très vite, l'effet de noueauté aidant. Mais entamer votre troisième semaine et jeûner un jour où il fait gris et où vous n'êtes pas très occupé pourra être un peu plus pénible. Vous tiendrez bon, car vous saurez que le chocolat auquel vous renoncez aujourd'hui vous sera autorisé demain. C'est l'avantage du jeûne intermittent et ce qui le rend si différent des autres régimes.

« Vous tiendrez bon, car vous saurez que le chocolat auquel vous renoncez aujourd'hui vous sera autorisé demain. C'est l'avantage du jeûne intermittent et ce qui le rend si différent des autres régimes. »

Comment remporter la bataille de la faim ?

Vous n'avez aucune raison de vous inquiéter d'une faim occasionnelle et de courte durée. Si vous êtes en santé, vous n'allez pas en mourir. Votre organisme est conçu pour rester sans manger pendant de longues périodes, même s'il en a perdu l'habitude aujourd'hui. Des études ont montré que l'homme moderne a tendance à prendre tout un éventail d'émotions pour de la faim[6]. Nous mangeons quand nous nous ennuyons, quand nous avons soif, quand nous avons de la nourriture à proximité, quand nous sommes en compagnie d'autres personnes ou simplement quand c'est l'heure du repas. La plupart d'entre nous mangent juste parce que ça leur fait du bien. C'est ce qu'on appelle la faim hédonique. Même si vous devez y résister un jour de jeûne, vous pouvez vous dire avec délectation que vous aurez le droit de succomber à la tentation le lendemain.

La faim ne doit donc pas vous inquiéter. Vous remarquerez simplement que le cerveau humain n'a pas son pareil pour nous persuader que nous avons faim dans toutes les situations, ou presque : quand nous avons un sentiment de perte ou une déception ; quand nous sommes en colère, tristes, heureux ou dans aucun état particulier ; quand nous sommes soumis à la publicité, à des impératifs sociaux, à une stimulation sensorielle, à une récompense, à une habitude ou à l'odeur des croissants tout chauds qui émane de la boulangerie devant laquelle nous passons. Ce sont souvent des réactions à des stimuli extérieurs qui, pour la plupart, sont destinés à vous faire dépenser de l'argent. Si vous êtes encore en train de digérer votre dernier repas, il est fort improbable que vous éprouviez une véritable faim ; sachez d'ailleurs que le « temps de transit colique » peut atteindre deux jours – tout dépend de votre sexe, de votre métabolisme et de ce que vous avez mangé.

Même si les crampes d'estomac peuvent être très désagréables, elles sont généralement plus supportables qu'on ne le pense. Il est fort peu probable que vous soyez tiraillé par la faim dans la journée. De plus, les crampes d'estomac finissent toujours par passer. Les personnes qui jeûnent rapportent que la sensation de faim perçue arrive par vagues ; elle ne va pas *crescendo* jusqu'à devenir tenaillante et insupportable. Considérez donc vos gargouillis comme un signe de bonne santé.

Rappelez-vous que la faim fluctue en 24 heures, alors ne vous laissez à aucun moment piéger par cette sensation. Attendez un peu. Vous avez les moyens de surmonter votre faim, vous avez le pouvoir de la dominer, simplement en réorientant votre attention, en choisissant de faire autre chose – sortir faire un tour, téléphoner à un ami, boire un thé, aller jogger, prendre une douche, chanter sous la douche, téléphoner à un ami sous la douche et chanter… !

La plupart des personnes rapportent que leur sensation de faim a diminué au bout de quelques semaines de pratique du jeûne intermittent.

Les premières semaines sont les plus difficiles, quand votre cerveau et votre corps doivent prendre de nouvelles habitudes alimentaires. Mais l'adaptation se fait rapidement. D'ailleurs, beaucoup de personnes nous ont dit qu'elles ne s'attendaient pas à ce que ce soit aussi facile. Kim, qui a suivi la méthode 5:2 avec son mari pendant quelque temps, nous disait: «Je suis stupéfaite de voir à quel point j'ai de l'énergie durant les jours de jeûne. Ce n'est pas aussi difficile que je l'aurais pensé. J'ai essayé plusieurs fois Weight Watchers, mais c'était un régime plus dur à suivre. Là, j'ai beaucoup moins de ventre et mon mari a vu sa tension artérielle baisser considérablement.»

L'important est d'avoir une stratégie qui fonctionne pour soi. David, par exemple, nous écrivait: «Je trouvais que prendre un déjeuner, même léger, me donnait faim pour le reste de la journée. J'ai donc décidé de ne rien manger jusqu'au dîner. Il faut trouver la bonne approche pour soi.»

Alors courage! Les jours de jeûne, restreignez-vous et distrayez-vous: vous oublierez vite la faim.

Demain est un nouveau jour: volonté, patience et gratification différée

L'aspect le plus rassurant et le plus original du jeûne intermittent, c'est qu'il ne dure pas éternellement! Contrairement aux régimes de privation permanente, vous ne jeûnez pas deux jours de suite. Ce qui est beaucoup plus facile. Demain, vous pourrez vous faire des crêpes pour déjeuner, dîner avec des amis, boire du vin au souper et goûter à la tarte au citron meringuée de votre tante. Cette alternance de jours où vous devez faire très attention et de jours où vous pouvez manger ce que vous voulez est déterminante. Savoir que le jeûne n'est que l'affaire d'une journée et que demain vous reprendrez une alimentation normale procure un confort psychologique infini.

Quand vous ne jeûnez pas, ignorez que le jeûne existe – il ne vous possède pas, il ne vous définit pas. Vous ne le pratiquez même pas la majorité du temps.

Contrairement aux régimes à temps plein, le jeûne intermittent vous permet de prendre du plaisir à manger, de vous offrir quelques douceurs et de mener une vie normale. Il n'y a pas de boissons spéciales, de barres spéciales, de produits spéciaux. Vous n'avez pas besoin de dire « non » à tout. Vous ne vous sentirez pas constamment privé, le sentiment de privation continuelle expliquant justement l'échec des régimes classiques.

« Contrairement aux régimes à temps plein, le jeûne intermittent vous permet de prendre du plaisir à manger, de vous offrir quelques douceurs et de mener une vie normale. »

La clé de la réussite ? Reconnaître, avec patience et volonté, que vous pouvez tenir jusqu'au lendemain matin. Les personnes qui ont l'habitude de jeûner rapportent que l'aliment avec lequel elles interrompent leur jeûne a un goût incomparable ! Les parfums chantent, les saveurs dansent, c'est la fête des papilles !

Prendre l'habitude et s'y tenir

La plupart des régimes ne fonctionnent pas. Je ne vous apprends rien. D'ailleurs, à la suite d'essais menés avec 31 régimes en 2007, des psychologues de l'UCLA ont conclu que « suivre un régime est un facteur prédictif systématique de prise de poids future ». Selon leurs analyses, les personnes au régime perdent du poids au cours des premiers mois, mais la grande majorité retrouve son poids initial dans les cinq ans qui suivent, tandis que « au moins un tiers prend des kilos supplémentaires »[7]. L'approche classique n'a pas marché, ne marche pas et ne marchera pas.

Pour être efficace, toute méthode doit être rationnelle, applicable, adaptable et viable à long terme. Ce n'est pas la perte de poids en soi qui compte, c'est la capacité d'adhérer durablement à un programme. Vos objectifs doivent donc être réalistes et votre programme, applicable au quotidien. Votre jeûne doit s'intégrer à votre vie telle qu'elle est et pas telle que vous voudriez qu'elle soit. Il doit partir en vacances avec vous, aller voir vos amis avec vous, vous accompagner au travail et gérer avec vous les fêtes de Noël. Toute stratégie de perte de poids efficace doit être supportable et couler de source, sans l'aide de compléments qui ne sont autres que des artifices, l'équivalent de chaussures inconfortables.

Même si l'expérience à long terme des jeûneurs intermittents fait encore l'objet d'études, les personnes qui ont testé la méthode 5:2 témoignent de la facilité avec laquelle elle s'intègre à leur quotidien. Elles conservent une alimentation variée (si vous avez déjà essayé de maigrir en ne mangeant que du raisin ou de la soupe aux choux, vous savez combien la diversité est importante). Elles prennent du plaisir à manger. Elles continuent d'avoir une vie. Pas de montagnes russes émotionnelles. Pas d'autoflagellation. Les choses suivent leur cours, paisiblement.

L'adaptabilité : la clé de la réussite

Votre organisme n'est pas mon organisme. Mon corps n'est pas votre corps. Vous devez donc vous créer un programme sur mesure, adapté à vos besoins, à votre emploi du temps, à votre famille, à vos engagements, à vos préférences. Aucune vie n'est standardisée, aucun régime alimentaire n'est adapté à tout le monde. Chacun a ses bizarreries, ses particularités. C'est pourquoi il n'y a pas de commandements absolus ici, seulement des suggestions. Vous pouvez prendre un seul repas, le matin ou le soir, ou deux repas dans la journée. Vous pouvez détester le fenouil et adorer les courgettes. Certaines personnes ont besoin qu'on leur dise exactement quoi et quand manger, d'autres préfèrent avoir de l'information générale. Peu importe. L'essentiel est de respecter la base : 500 ou 600 calories par jour en restant à jeun le plus longtemps possible, et ce, 2 fois par semaine. C'est tout ce qu'il faut pour profiter des multiples bienfaits du jeûne intermittent. Avec le temps, vous n'aurez plus besoin de vous reporter à la valeur calorique de chaque aliment ni de calculer minutieusement votre apport calorique de la journée. Vous saurez à quoi ressemble une journée de jeûne et celle qui vous convient le mieux.

Le programme d'entretien

Une fois que vous aurez atteint votre poids idéal, vous pourrez envisager d'adopter le programme d'entretien qui consiste à jeûner un jour par semaine. Vous gardez un poids stable tout en continuant à profiter des effets antivieillissement du jeûne intermittent. Bien sûr, à la longue, un jour de jeûne par semaine produit moins d'effets positifs sur la santé que deux jours, mais il vous laisse davantage de liberté, surtout si vous ne cherchez plus à maigrir. Vous pourrez bruncher avec vos amis ou succomber à une part de gâteau au chocolat sans mauvaise conscience. Tant que vous maîtrisez la situation, tout va bien.

Quels résultats escompter ?

Naturellement, la première chose à laquelle vous pouvez vous attendre en adoptant le jeûne intermittent, c'est à une perte de poids. Vous en perdrez plus certaines semaines que d'autres, l'aiguille de la balance ne bougera presque pas telle semaine et descendra nettement à telle autre. Tablez sur environ 450 g (1 lb) de moins chaque jour de jeûne. Bien sûr, vous ne perdrez pas que de la graisse, mais aussi de l'eau et une partie du produit de la digestion. Normalement, vous devriez perdre environ 4,5 kg (10 lb) en 10 semaines, résultat que n'atteint pas un régime hypocalorique classique. Et, surtout, vous pouvez espérer garder un poids stable au fil du temps. Passons en revue les nombreux bienfaits que vous pouvez espérer.

Votre corps changera

Au bout de quelques semaines, vous pouvez vous attendre à une diminution de votre IMC, de votre pourcentage de masse graisseuse et de votre tour de taille, ainsi qu'à une augmentation de votre masse musculaire maigre. Votre cholestérol, votre glycémie et votre taux d'IGF 1 s'amélioreront, avec, à la clé, une meilleure santé et une longévité accrue. Les changements palpables commenceront à se voir lorsque vous vous regarderez dans le miroir, et que verrez-vous ? Un corps plus mince et plus léger.

« Au bout de quelques semaines, vous pouvez vous attendre à une diminution de votre IMC, de votre pourcentage de masse graisseuse et de votre tour de taille, ainsi qu'à une augmentation de votre masse musculaire maigre. »

Au fil des semaines, vous découvrirez d'autres effets positifs particulièrement puissants. Outre la perte de poids et une meilleure santé pour l'avenir, vous constaterez sans doute vous aussi des bienfaits plus subtils (voir les témoignages en annexe, p. 157).

Votre appétit se modifiera

Vos préférences alimentaires changeront ; vous ne tarderez pas à choisir des aliments sains. Vous commencerez à comprendre ce qu'est la faim, à la négocier et à la gérer, sachant ce que veut dire avoir vraiment faim. Vous reconnaîtrez la sensation d'être agréablement rassasié, et non d'être bourré, comme si vous pesiez une tonne.

Résultat : fini les razzias sur la nourriture, les repas difficiles à digérer, les états léthargiques.

Au bout de six mois de jeûne intermittent, vos habitudes alimentaires subiront des changements intéressants. Vous vous apercevrez que vous mangez moitié moins de viande – un choix non pas conscient, mais instinctif, motivé par ce que vous désirez. Vous consommerez davantage de légumes. De nombreux jeûneurs intermittents délaissent naturellement le pain (et, par association, le beurre), tandis que les aliments « réconfortants » bien bourratifs et les sucres raffinés deviennent moins tentants. Le sac de bonbons dans la boîte à gants de la voiture ? Il ne vous fera plus ni chaud ni froid.

Tout cela se fait sans y penser. Si vous êtes comme moi, vous finirez par refuser une part de gâteau au fromage parce que vous n'en voulez pas, et non parce que vous vous refusez une petite douceur. C'est un des aspects majeurs du jeûne intermittent : il vous encourage à revoir votre alimentation – pour le meilleur, bien sûr.

Votre attitude changera

Oui, vous perdrez vos mauvaises habitudes alimentaires ; au surplus, si vous continuez à pratiquer le jeûne intermittent en toute conscience, vous remarquerez d'autres changements. Par exemple, vous découvrirez que vous avez souffert d'une « distorsion des portions » pendant des années, croyant que ce que vous aviez dans votre assiette était la quantité qu'il vous fallait. Avec le temps, vous découvrirez probablement que vous forciez un peu la note. Les muffins vous paraîtront énormes dans les présentoirs de la boulangerie. Un grand sac de chips ? Vous n'en viendrez jamais à bout ! Et le café ? Oui, mais sans sucre ni crème.

Grâce au jeûne intermittent, vous maîtriserez l'art de manger moins et mieux. Et dans le cadre de ce changement comportemental progressif, il ne sera plus un jeûne ni un régime, mais un mode de vie. Au bout d'un moment, vous aurez cultivé une nouvelle approche de l'alimentation – réfléchie, rationnelle et responsable – sans même vous en rendre compte.

Les jeûneurs intermittents rapportent également un regain d'énergie associé à un plus grand bien-être émotionnel. Certains parlent d'un nouvel « éclat », de quelque chose qui « rayonne » en eux, de cette satisfaction de se maîtriser, d'acheter des vêtements plus petits, de recevoir des compliments ou de sentir que quelque chose sur le plan métabolique agit sur l'humeur. Ce bien-être s'explique mal, mais il est là. Un bien-être bien supérieur à celui qu'un morceau de gâteau peut vous procurer. Comme l'a dit en ligne un adepte du jeûne intermittent, « jeûner est une excellente chose. C'est comme un bouton de redémarrage pour l'ensemble de l'organisme »[8].

De nombreux jeûneurs éprouvent un sentiment de soulagement, voire une certaine liberté, car ils ne sont plus obnubilés par la nourriture au cours de leurs jours de jeûne. Vous pourrez même en venir à attendre vos jours de jeûne avec impatience, aussi incroyable que cela puisse vous paraître. Et maintenant, entrons au cœur même de l'expérience du jeûne intermittent.

Comment les hommes jeûnent-ils ? L'expérience de Michael

De nombreux hommes nous ont informés du poids qu'ils avaient perdu, de même que de leur facilité à pratiquer le jeûne intermittent. Ils le trouvent simple et apprécient de ne pas devoir renoncer à certaines choses ni d'avoir à retenir des recettes compliquées. Ils aiment aussi l'idée du « défi à relever ».

Le comédien britannique Dom Joly écrivait récemment qu'il avait perdu 15 kg (35 lb) en suivant le régime 5:2 et il s'imaginait très bien le poursuivre pour le reste de ses jours[9]. Ce qui lui plaît énormément dans ce régime, c'est qu'il mangera ce qu'il veut le lendemain. Il a même ajouté qu'il appréciait maintenant ses jours de jeûne, un commentaire que m'ont livré bon nombre d'hommes. Dans le jeûne intermittent, ce qui semble séduire les hommes, c'est qu'ils peuvent l'intégrer à leur quotidien sans trop se casser la tête. Cela ne les empêche pas de travailler, de voyager, d'avoir une vie sociale ou de faire de l'exercice. D'ailleurs, certains disent même que leurs performances physiques s'en trouvent améliorées (voir p. 104 pour en savoir plus sur le jeûne et l'exercice).

Dans le cadre d'une étude belge, un premier groupe d'hommes a été soumis à une alimentation riche en graisses et à un programme d'entraînement physique avant le déjeuner, c'est-à-dire l'estomac vide. Un second groupe s'alimentait de la même façon, mais pratiquait de l'exercice physique après le déjeuner. Résultat: le premier groupe a pris beaucoup moins de poids que le second[10]. Cette étude confirme que manger après avoir été à jeun un certain temps incite l'organisme à brûler davantage de graisses pour trouver de l'énergie, du moins chez les hommes.

Pour moi, un jour de jeûne se déroule toujours de la manière suivante: je commence par un déjeuner riche en protéines, en général des œufs brouillés ou une assiette de fromage blanc. Je bois plusieurs tasses de café noir et de thé au cours de la journée, je ne dîne pas et je souffre rarement de crampes d'estomac avant la fin de l'après-midi. Si mon estomac crie famine, je l'ignore, tout simplement, ou je pars faire un tour le temps que ça passe.

Le soir, je mange un peu de viande ou de poisson et une grande quantité de légumes cuits à la vapeur. N'ayant rien mangé depuis le matin, je trouve mon souper délicieux! Je vais me coucher et me réveille le lendemain matin sans avoir plus faim que d'habitude.

Comment les femmes jeûnent-elles ? L'expérience de Mimi

Tandis que la plupart des hommes que je connais réagissent bien aux données chiffrées et aux objectifs mesurables, je me suis rendu compte que les femmes avaient tendance à adopter une approche plus holistique du jeûne. Nous sommes à l'écoute de ce que nous ressentons et avons besoin de nous étudier, car nous savons que notre corps est unique et répondra aux stimuli comme il l'entend. Nous aimons partager nos histoires et apprécions le soutien de nos proches. Et parfois, nous avons besoin de grignoter quelque chose au milieu de la journée.

Pour moi, un jour de jeûne type se compose de deux repas: un le matin de bonne heure, l'autre assez tard le soir. J'essaie de jeûner le plus longtemps possible entre les deux pour maximiser la perte de poids et les bienfaits sur la santé. J'ai cependant besoin de grignoter quelque chose dans la journée. Mon déjeuner se compose d'un muesli allégé en sucres, si possible avec quelques fraises fraîches et des amandes, et du lait à 1 ou 2 % de matières grasses. Je mange généralement une pomme à l'heure du lunch; ce n'est pas un festin, mais pour moi, ça fait la différence. Puis, mon souper est assez substantiel: beaucoup de salade et des protéines maigres – parfois du saumon fumé, du thon ou du houmous. Tout au long de la journée, je bois de l'eau minérale additionnée d'un peu de jus de citron, des litres de tisane et du café noir à volonté. Ainsi, j'ai l'impression que ma journée passe plus vite.

Au bout de 4 mois de jeûne intermittent, j'ai perdu 6 kg (13 lb) et mon IMC est passé de 21,4 à 19,4. Si vous avez beaucoup de poids à perdre au départ, vous réagirez encore mieux que moi au jeûne intermittent et vous obtiendrez des résultats plus rapidement. Actuellement, je ne jeûne plus qu'une fois par semaine, et cela me suffit pour maintenir mon poids.

De nombreuses femmes sont intéressées par différentes techniques et recommandations susceptibles de leur apporter un petit « plus »; elles ont des années de pratique des régimes, c'est pourquoi je leur donne quelques conseils pratiques. Par exemple, prendre de petites bouchées, mastiquer lentement et se concentrer sur ce qu'on mange. Pourquoi lire un magazine ou tweeter en mangeant? Si on ne s'alloue que 500 calories, autant y prêter attention et les savourer.

Comme de nombreux jeûneurs intermittents, j'ai découvert que la faim n'était pas un problème. Nous avons développé une phobie de la faim et redoutons l'hypoglycémie. J'en ignore la raison, mais l'industrie alimentaire y est sans doute pour quelque chose. Pour moi, une journée sans manger beaucoup est plus une émancipation qu'une restriction. Cela dit, je suis comme tout le monde: j'ai des hauts et des bas. Certains jours, jeûner passe comme une lettre à la poste, alors que d'autres, le jeûne me pèse, peut-être pour des raisons psychologiques, émotionnelles, hormonales ou simplement parce que les tracas quotidiens prennent le dessus. Si vous sentez que ce n'est pas un jour pour jeûner, remettez au lendemain.

Les 12 règles d'or d'un jeûne intermittent réussi

1. **Connaissez votre poids et votre IMC avant de commencer.** Vous avez tout intérêt à calculer votre indice de masse corporelle (IMC), soit votre poids (en kilogrammes) divisé par le carré de votre taille (en mètre). Vous vous dites peut-être «encore des chiffres!», mais l'IMC constitue en réalité le meilleur outil dont nous disposons pour avoir une idée du nombre de kilos à perdre. (Des sites Web comme www.imccalcul.net ou www.passeportsante.net/fr/VivreEnSante/Tests/Test_IMC.aspx font le calcul pour vous.) Toutefois, gardez à l'esprit que l'IMC ne tient pas compte de la morphologie, de l'âge ou de l'origine ethnique; il doit donc être manié avec prudence. Toujours est-il que s'il y a un chiffre à retenir, c'est celui-là.

   Pesez-vous régulièrement sans que cela tourne à l'obsession. Une fois par semaine devrait suffire. Le lendemain matin après un jour de jeûne est l'idéal pour avoir une bonne surprise. Vous pourrez constater une différence de poids significative entre le jour où vous jeûnez et celui où vous mangez normalement. Cet écart s'explique généralement par le poids de la nourriture dans votre appareil digestif et non par un changement de la masse graisseuse d'un jour à l'autre. Vous pouvez aussi choisir de prendre la moyenne sur plusieurs jours, ce qui est assez représentatif de votre poids réel. Vous peser ou peser vos aliments ne doit pas devenir une corvée. Gardez ce seul objectif à l'esprit : combien voulez-vous peser et dans combien de temps ? Une perte de poids accélérée n'est pas souhaitable, alors laissez-vous du temps.

Beaucoup de personnes tiennent un journal de leur jeûne intermittent, dans lequel elles notent l'évolution de leur courbe de poids. C'est une bonne idée. Outre les chiffres, notez-y vos expériences et ce que vous ressentez. Essayez de tenir la rubrique « Trois bonnes choses » qui vous arrivent ce jour-là. Cela permet de rester foncièrement optimiste.

2. **Trouvez un partenaire de jeûne.** Il est souvent très utile d'obtenir le soutien d'un proche. Une fois que vous avez commencé le jeûne intermittent, parlez-en autour de vous. Certains seront sans doute intéressés et tenteront l'expérience, ce qui vous permettra de discuter de ce que vous vivez. La méthode 5:2 s'adressant aussi bien aux hommes qu'aux femmes, les couples choisissent souvent de la suivre ensemble. Complicité, soutien mutuel, motivation partagée, anecdotes échangées – autant de facteurs de réussite ; de plus, la préparation des repas s'en trouve grandement facilitée. Vous découvrirez de nombreux sujets de discussion sur les forums en ligne, des sources importantes de soutien et d'information. Et vous saurez vite que vous n'êtes pas seul à vous lancer dans cette aventure !

3. **Préparez d'avance ce que vous mangerez durant votre jour de jeûne.** Cette précaution vous évitera de fouiller

dans le frigo et d'y trouver des restes bien tentants. Préparez-vous des aliments simples, qui ravissent votre palais. Faites vos courses et cuisinez les jours où vous ne jeûnez pas, pour ne pas risquer de succomber à la tentation (vous trouverez des menus et des recettes pour les jours de jeûne au chapitre 3). Avant de vous lancer dans le jeûne intermittent, débarrassez-vous de toutes les cochonneries qui traînent dans votre frigo ou votre garde-manger. Inutile de rendre votre jeûne plus difficile qu'il ne l'est déjà.

4. **Vérifiez la valeur énergétique par portion sur les étiquettes.** S'il est inscrit « une portion de 30 g » sur la boîte de céréales, pesez-la vous-même pour vérifier. Puisque votre apport calorique lors d'un jour de jeûne est fixe et limité, il est important de savoir ce que vous mettez dans votre assiette. Vous trouverez la valeur calorique des aliments que vous pouvez consommer pendant vos jours de jeûne dans le tableau qui commence à la p. 140. Vous pouvez aussi télécharger une application comme www.myfitnesspal.com. Pour des informations plus détaillées, essayez le site www.nutritiondata.self.com, qui inclut des critères de recherche précis pour vous permettre d'adapter vos choix alimentaires non seulement à l'apport calorique auquel vous avez droit, mais aussi à vos besoins nutritionnels. Et ne comptez pas vos calories les jours où vous ne jeûnez pas !

5. **Attendez avant de manger.** Résistez pendant au moins 10 minutes, 15 si vous le pouvez, pour voir si la faim s'apaise (elle a naturellement tendance à le faire). Si vous devez absolument grignoter quelque chose, choisissez un aliment qui n'élèvera pas votre taux d'insuline : des bâtonnets de carotte, une poignée de maïs soufflé nature, un quartier

de pomme ou quelques fraises. Mais ne grignotez pas à longueur de journée, car les calories s'accumulent vite et votre jeûne risque d'être gâché. Les jours de jeûne, mangez en ayant conscience que vous le faites; ce n'est pas si facile, surtout si vous avez l'habitude d'avaler des M&M's dans les bouchons de circulation! De même, les jours où vous mangez normalement, prêtez attention à ce que vous ingérez et restez raisonnable. Mangez jusqu'à être rassasié, mais pas plein à craquer. Cette saine habitude s'imposera au bout de quelques semaines.

6. **Restez occupé.** Leonard Cohen l'a dit: « Nous, les humains, cherchons toujours des choses à faire entre les repas. » Oui, et voyez où cela nous a conduits! Alors remplissez vos journées, pas votre estomac. Comme l'adepte du jeûne Brad Pilon l'a écrit, « personne n'a faim dans les premières secondes d'un saut en parachute ». Trouvez d'autres occupations que celle de vous remplir la panse – pas nécessairement du saut en parachute, mais une activité qui vous plaît. Nous divertir, nous distraire ou nous amuser constitue la meilleure défense contre tous les stratagèmes de l'industrie agroalimentaire pour nous faire consommer des calories à longueur de journée et à chaque coin de rue.

7. **Essayez le jeûne de 14 h à 14 h.** Ne jeûnez pas de l'heure du coucher à l'heure du coucher le lendemain, mais plutôt de 14 h à 14 h. Après le dîner du jour J, mangez frugalement jusqu'à un dîner tardif le jour J+1. Ainsi, vous perdez du poids en dormant et n'avez pas l'impression d'être privé de nourriture. Autre possibilité: jeûner du souper au souper, si cela vous convient davantage.

8. **N'ayez pas peur de penser à des aliments que vous aimez.** À cause du mécanisme psychologique appelé habituation – plus vous avez de quelque chose, moins vous y attachez de valeur –, tenter de supprimer toute pensée relative à la nourriture est une mauvaise stratégie[11]. Le processus de pensée à adopter ici est de considérer la nourriture comme une amie, et non comme une ennemie. La nourriture n'est ni magique, ni surnaturelle, ni dangereuse. Ne la diabolisez pas. Ce n'est que de la nourriture.

9. **Hydratez-vous tout au long de la journée.** Trouvez les boissons zéro calorie que vous aimez et buvez-en à volonté. Certaines personnes ne jurent que par les tisanes, d'autres préfèrent l'eau minérale pétillante, mais l'eau du robinet convient tout autant. Comme la nourriture représente la principale source d'hydratation de notre organisme, les jeûneurs doivent compenser en buvant davantage. D'ailleurs, vérifiez vos urines : elles doivent être abondantes et jaune pâle. Bien qu'il ne soit pas prouvé scientifiquement qu'il faille boire huit verres d'eau par jour, il faut boire tout au long de la journée. Avoir la bouche sèche n'est pas le premier signe d'une déshydratation, mais le dernier, alors buvez avant d'avoir soif. De plus, boire un verre d'eau est un moyen rapide de remplir un estomac vide, du moins temporairement. Et cela vous évitera de croire que vous avez faim alors que vous avez soif.

10. **Ne comptez pas perdre du poids tous les jours.** Si vous avez une semaine où l'aiguille de la balance ne semble pas vouloir bouger d'une ligne, ne vous en formalisez pas et pensez plutôt aux bienfaits pour la santé que vous accumulez chaque jour. Rappelez-vous que vous pratiquez le jeûne intermittent pas seulement pour rentrer dans un jean plus petit, mais pour récolter des avantages à long terme :

augmentation de la résistance aux maladies, amélioration des facultés cérébrales, accroissement de l'espérance de vie. Considérez le jeûne intermittent comme un plan de retraite pour votre organisme.

11. **Gardez votre bon sens, et les jours où ça ne va pas, stoppez le jeûne.** Il est essentiel que cette méthode soit pratiquée avec souplesse et indulgence. Il peut être nécessaire de se faire violence parfois, mais sans excès. Vous n'êtes pas engagé dans un combat sans merci où remporter la victoire est une question de vie ou de mort. Ne soyez pas trop exigeant envers vous-même et donnez à votre expérience un côté ludique.

12. **Félicitez-vous.** Chaque jour de jeûne qui passe est une perte de poids potentielle et un gain de santé quantifiable. La bataille se remporte chaque jour.

Questions et réponses

Quels jours dois-je choisir de jeûner ?

Peu importe. C'est votre vie et c'est à vous de déterminer les jours qui vous conviennent le mieux. Beaucoup de personnes choisissent le lundi, peut-être parce qu'il est plus facile de réunir des conditions gagnantes au début d'une nouvelle semaine, notamment après les réunions de famille ou les rencontres entre amis du week-end. C'est d'ailleurs pour cette raison que les jeûneurs évitent le samedi et le dimanche lorsque les brunchs, les dîners de famille ou les soupers chez les amis rendent les restrictions caloriques fastidieuses. Le jeudi peut être approprié pour un second jour de jeûne. Quoi qu'il en soit, restez souple ; ne vous forcez pas à jeûner si vous sentez que cela ne vous convient pas ce jour-là. Si vous êtes particulièrement stressé, fatigué ou mal luné un jour où vous avez décidé de jeûner, reportez votre jour de jeûne. Il ne s'agit pas de pratiquer le jeûne « taille unique », mais de trouver une formule réaliste qui fonctionne pour vous. En tout cas, il est indispensable de vous fixer un calendrier que vous respecterez la plupart du temps. Les bonnes habitudes se prennent à ce prix. Certes, vous pourrez adapter vos jeûnes à l'évolution de votre vie – et de votre corps –, mais il est vivement déconseillé de sauter trop de jours de jeûne, car vous risquez vite de reprendre vos mauvaises habitudes.

Chaque jour de jeûne doit-il durer 24 heures ?

Jeûner pendant 24 heures est pratique, cohérent, et cela augmente sans équivoque vos chances de réussite. C'est le moyen le plus commode d'organiser un jeûne. Alors, si vous voulez éviter de vous compliquer la vie, dites-vous que votre jour de jeûne durera 24 heures et que vous dormirez le tiers du temps.

Dois-je jeûner deux jours de suite ?

De nombreuses études ont été réalisées auprès de volontaires qui ont jeûné plusieurs jours d'affilée. Ce mode de jeûne présente certainement un intérêt, mais il n'existe pas, à notre connaissance, d'études comparant cette approche à celle des jours de jeûne espacés. Nous savons, en revanche, ce qui fonctionne en pratique pour des jeûneurs comme nous. Michael a testé le jeûne prolongé et l'a trouvé trop difficile à maintenir sur une longue période, d'où son passage au jeûne intermittent, le lundi et le jeudi. La perte de poids, ainsi que la baisse de la glycémie, du cholestérol et de l'IGF 1 qu'il a pu constater sont le fruit du régime 5:2.

Le jeûne intermittent présente des avantages sur le plan psychologique : jeûnez plus de 24 heures d'affilée, et vous commencerez à éprouver du ressentiment, de l'ennui, à vous sentir pris au piège – des sentiments de nature à ruiner les meilleures intentions du monde. L'avantage du jeûne intermittent, c'est que la privation relative n'est que provisoire : vous savez qu'un bon déjeuner vous attend le lendemain.

Combien de kilos vais-je perdre ?

Vos résultats dépendront largement de votre métabolisme, de votre morphologie, de votre poids initial, de l'intensité de vos activités et de la rigueur avec laquelle vous allez jeûner. La première semaine, vous pouvez expérimenter une perte hydrique qui allégera considérablement votre poids ; à la longue, votre déficit calorique hebdomadaire se transformera en perte de graisse en vertu de l'effet thermogénique (une perte de poids se produit quand il y a moins d'énergie qui entre que d'énergie qui sort). L'amaigrissement rapide n'est pas recommandé et ne doit pas être votre objectif. En revanche, vous pouvez espérer perdre environ 3 kg (6 ½ lb) en 8 semaines.

Je sais que je dois privilégier les aliments à faible indice glycémique ou à faible charge glycémique les jours de jeûne. Quels sont les meilleurs ?

Les aliments à faibles IG et CG contribuent à stabiliser votre glycémie, ce qui augmente vos chances de réussite. Les légumes et les légumineuses sont à privilégier vu leurs vertus étonnantes. Ils regorgent d'éléments nutritifs, sont relativement peu caloriques, contiennent beaucoup de fibres qui vous rassasient rapidement et stabilisent votre glycémie à un niveau faible. Les carottes sont parfaites à grignoter pour combler un petit creux, notamment trempées dans du houmous. Les fruits sont également pratiques, même si certains sont à privilégier les jours de jeûne.

Les tableaux suivants devraient vous suffire, mais vous pouvez aussi vérifier en ligne l'indice glycémique des aliments que vous choisissez ou consulter le livre de Jennie Brand-Miller, *L'index glycémique: un allié pour mieux manger*. Les féculents, soit les aliments de base, méritent d'être examinés à la loupe:

ALIMENT	**INDICE GLYCÉMIQUE**	**CHARGE GLYCÉMIQUE**	**QUANTITÉ (EN G, 150 G = 5 OZ)**
Riz complet	48	20	150
Riz blanc	76	36	150
Pâtes (blé dur)	40	20	150
Couscous	65	23	150
Pommes de terre à l'eau	58	16	150
Pommes de terre en purée	85	17	150
Pommes de terre sautées	75	22	150
Pommes de terre au four	85	26	150

Surprenant de voir l'effet des pommes de terre au four ou en purée sur la glycémie, n'est-ce pas? Les jours de jeûne, évitez les féculents et privilégiez les légumes verts en abondance. À volonté même.

Faites également attention aux fruits. Certains accompagneront parfaitement vos jours de jeûne, tandis que d'autres feront grimper en flèche votre glycémie et devront donc être réservés aux jours où vous mangez normalement.

ALIMENT	INDICE GLYCÉMIQUE	CHARGE GLYCÉMIQUE	QUANTITÉ (EN G, 120 G = 4,2 OZ)
Fraises	38	1	120
Pomme	35	5	120
Orange	42	5	120
Raisins	45	9	120
Ananas	84	7	120
Banane	50	12	120
Raisins secs	64	30	60
Dattes	100	42	60

Consommer l'ensemble du fruit, chair et peau, permet de se sentir rassasié plus longtemps. Les fraises, sans sucre, ont un IG et une CG très faibles, et sont également très peu caloriques ; de nombreux jeûneurs en mangent un bol le matin. Il est intéressant de noter les IG et CG particulièrement élevés des raisins secs et des dattes ; ils sont donc à éviter les jours de jeûne. Pour connaître la valeur énergétique de ces aliments, rendez-vous à la p. 140.

« Consommer l'ensemble du fruit, chair et peau, permet de se sentir rassasié plus longtemps. »

Dois-je consommer des superaliments les jours de jeûne ?

L'expression « superaliments » est davantage une astuce marketing qu'une réalité scientifique. Toutefois, il est prouvé que certains aliments sont riches en éléments nutritifs ou en substances phytochimiques susceptibles d'agir positivement sur la santé. Si vous les aimez, mangez-en – un jour de jeûne ou n'importe quand. Ils ne peuvent pas vous faire de mal, ils sont savoureux, généralement rafraîchissants et pauvres en calories.

Les fruits. Les laboratoires du monde entier continuent à chercher des remèdes miracles contre l'obésité, et récemment un fruit tout simple a attiré leur attention : la mandarine. Les agrumes en général, et les mandarines en particulier, sont très riches en nobilétine, un composé qui protège de l'obésité et de l'athérosclérose – du moins les souris de laboratoire[12]. Si vous aimez les mandarines, ne vous en privez surtout pas, et prenez le temps d'enlever la peau blanche située sous l'écorce. La même équipe de chercheurs avait découvert précédemment que le pamplemousse, riche en naringénine, encourage le foie à brûler les graisses au lieu de les stocker[13]. Le pamplemousse renferme également des composés comme les limonoïdes et le lycopène (aux vertus anticancéreuses)[14], et un demi-pamplemousse ne fait que 39 calories, ce qui permet de le consommer un jour de jeûne. (Prenez garde, cependant, car le pamplemousse interagit avec un certain nombre de médicaments courants ; alors si vous suivez un traitement, notamment aux statines, consultez votre médecin.) Vous pouvez aussi succomber à une tranche de melon d'eau (30 calories pour 100 g ou 3,5 oz) ou à une pomme (environ 50 calories pour 100 g ou 3,5 oz) pour la saveur, le croquant et la pectine, une fibre soluble qui ne peut pas être absorbée par l'organisme mais qui est utile à la digestion des graisses[15]. Les pommes sont très pratiques, même si elles sont assez caloriques ; mangez-les entièrement – avec la peau, les pépins et le trognon. Les jours de jeûne, vous ne vous en priverez pas ! Les tomates contiennent également du lycopène, une substance qui protège du cancer[16] et des attaques cérébrales[17]. Rien de tel qu'une poignée de tomates cerises ou de fraises pour calmer les gargouillis d'estomac. Autrement, vérifiez les valeurs caloriques des différents fruits avant de les consommer (voir p. 140).

Les petits fruits. Les bleuets sont riches en polyphénols, des substances antioxydantes, et en phytonutriments. Des chercheurs ont récemment découvert qu'ils peuvent détruire les cellules graisseuses présentes dans l'organisme et empêcher qu'il s'en forme de nouvelles[18]. Impressionnant, non ? Même si vous ne croyez pas aux études scientifiques, les bleuets demeurent une source de vitamine C qu'il est pratique d'avoir sous la main. Une fois que vous serez convaincu des multiples bienfaits des petits fruits communs, vous vous tournerez tout naturellement vers d'autres superaliments comme le goji, l'açai, l'aloès, les graines de chanvre, les graines de chia et la spiruline, cette algue bleu-vert riche en éléments nutritifs. Laissez-vous porter par votre curiosité, vous ne serez pas déçu.

Les légumes. Consommez une grande variété de légumes pour profiter des couleurs, des textures, des saveurs et des formes les plus diverses. Le brocoli cuit à la vapeur est une véritable mine d'or d'éléments nutritifs, dont la vitamine K. Les haricots verts sont délicieux avec un peu de citron et d'ail. Le fenouil est excellent râpé (investissez dans une mandoline), accompagné de morceaux d'orange et de quelques gouttes de jus d'orange. Les edamames (fèves de soja fraîches) sont une source intéressante de protéines pauvres en graisses et d'oméga-3. Quant aux féculents, ils sont naturellement plus caloriques et ont une charge glycémique plus élevée, même s'ils ont un bon pouvoir rassasiant. Si vous les appréciez, consommez-en modérément et n'ajoutez pas de beurre.

Les légumes-feuilles et salades. Il va sans dire que les légumes-feuilles sont vos meilleurs alliés les jours de jeûne. Épinards, chou frisé, endives, laitues, mâche... Pauvres en calories, ils regorgent de vitamines. Pour les parfumer et rehausser leur saveur, ajoutez du piment, du gingembre, du cumin, du poivre, du jus de citron et de l'ail. Comme l'ail contient de l'allicine, cette substance active qui lui donne son goût piquant, il protège les cellules et réduit les dépôts graisseux[19]; alors abusez de ce condiment et ayez toujours sur vous de quoi vous rafraîchir l'haleine, comme des bonbons à la menthe... sans sucre!

Les herbes, épices et condiments. Vous pouvez abuser des herbes et des épices pour relever vos plats. Ne vous privez pas non plus des condiments ni des marinades, à condition toutefois de vérifier les indices glycémiques.

Les oléagineux. Les noix, noisettes, amandes, pistaches, noix de cajou, noix de coco, etc., peuvent être consommées les jours de jeûne parce qu'elles sont nourrissantes et possèdent un indice glycémique faible. Bien que caloriques, les amandes sont riches en protéines et en fibres, d'où leur fort pouvoir rassasiant. Les pistaches également (de plus, on met des heures à les manger si elles ne sont pas décortiquées !). Les noix de cajou et les filaments de noix de coco agrémentent une salade. Soyez vigilant : la valeur énergétique des oléagineux est souvent élevée.

Les graines. Les graines de tournesol contiennent de bonnes graisses, ainsi que du fer, du zinc, du potassium, des vitamines E et B_1, du magnésium et du sélénium.

Les soupes. Des scientifiques de l'Université Penn State ont découvert que la soupe est un excellent coupe-faim[20]. Choisissez un bouillon de légumes ou une soupe au miso ; préférez les soupes aux carottes et à la coriandre aux potages épais contenant de la crème.

Les céréales. L'avoine est réputée pour sa faible charge glycémique. Mélangez-la à d'autres céréales, comme le boulgour, le couscous ou le quinoa – riches en fibres, en protéines et en fer, et faciles à cuire.

Les produits laitiers. Les produits laitiers, bien que riches en protéines et en calcium, peuvent aussi être riches en graisses. Alors optez pour des produits allégés en matières grasses et mettez de côté le plateau de fromages traditionnel. Les yogourts à 0 % de matières grasses vous apportent des protéines, du potassium et des probiotiques. Comme les oléagineux, ils contribuent à ce que vous vous sentiez rassasié plus longtemps.

Quels que soient les aliments que vous consommez, l'essentiel est de les savourer. Mangez lentement.

Dois-je consommer les légumes crus ou cuits ?

Les avis sont partagés. Les adeptes des crudités affirment que la cuisson détruit les vitamines, les minéraux et les enzymes, mais elle ramollit aussi les fibres de cellulose, ce qui améliore la biodisponibilité des éléments nutritifs. Comparativement aux tomates crues, les tomates cuites sont beaucoup plus riches en lycopène, un puissant antioxydant[21]. Un peu de ketchup de temps en temps n'est pas une mauvaise chose ! De plus, de nombreux légumes cuits à l'eau ou à la vapeur, comme les carottes, les épinards, les champignons, les asperges, les choux et les poivrons, apportent davantage d'antioxydants (caroténoïdes et acide férulique) à l'organisme[22]. L'inconvénient des légumes cuits, c'est qu'ils ont perdu une partie de leur vitamine C. Il est donc difficile de trancher entre le cuit et le cru. Notre conseil : mangez beaucoup de légumes, et consommez-les comme vous les aimez.

> « Quels que soient les aliments que vous consommez, l'essentiel est de les savourer. Mangez lentement. »

Puis-je manger ce qui me plaît les cinq autres jours de la semaine ?

Oui. Aussi incroyable que cela puisse vous paraître, aucun aliment n'est interdit. Les cinq jours de la semaine où nous ne jeûnons pas, nous mangeons tout ce que nous voulons – du poisson et des chips, des pommes de terre rôties, des biscuits, du gâteau. Une étude a montré que les personnes encouragées à manger de la lasagne, de la pizza et des frites les jours de non-jeûne continuaient à perdre du poids.

Néanmoins, ne vous empiffrez pas, ne cherchez pas à rattraper le temps perdu. L'absence d'hyperphagie, soit un appétit excessif, après une journée de restriction calorique peut sembler surprenante, mais elle est confirmée par de nombreux témoignages. Beaucoup de jeûneurs rapportent qu'ils n'ont pas particulièrement faim le lendemain du jeûne; encore mieux, leur goût pour les aliments très gras et très sucrés disparaît à mesure que le jeûne intermittent devient un mode de vie. Nous ne savons pas encore bien expliquer ce phénomène, mais certains individus semblent galvanisés par la perte de poids qu'ils constatent de semaine en semaine. Leur détermination augmente à mesure que leurs kilos disparaissent, et manger plus sainement devient tout naturel à leurs yeux.

Toujours est-il que les êtres humains ont évolué au fil des siècles vers une préférence marquée pour les aliments très caloriques (qui nous donnaient un avantage autrefois) et le principal atout du jeûne intermittent est de nous autoriser ce que nous aimons cinq jours par semaine. La plupart du temps, il n'y a pas de limite, de privation, de culpabilité. L'impact psychologique est énorme, car il empêche l'effet de désinhibition, un paradoxe selon lequel savoir que certains aliments sont interdits nous incite à en consommer davantage[23].

Le jeûne intermittent n'a rien à voir avec le cycle « s'empiffrer/crever de faim ». Vous restez dans la modération. Des études et des expériences montrent que le jeûne intermittent régule l'appétit au lieu de l'exacerber. Vous pourriez dévaliser le frigo les jours où vous ne jeûnez pas et vider tous les contenants de crème glacée du congélateur, mais vous ne le faites pas parce que vous n'en avez pas envie. Et même si vous le faisiez, vous conserveriez certains bienfaits du jeûne sur votre métabolisme. Selon toute vraisemblance, vous continuerez à faire attention à votre apport calorique, sans même vous en rendre compte. De même, vous privilégierez instinctivement les aliments plus sains parce que votre palais sera habitué à ce que vous lui faites goûter les jours de jeûne. Alors oui, mangez ce que vous voulez, ne vous interdisez rien, mais faites confiance à votre corps – lui « sait » ce qu'il vous faut et quand.

Le déjeuner est-il important ?

Les nutritionnistes et autres diététistes ont longtemps soutenu que le déjeuner était le repas le plus important de la journée et qu'il ne fallait le sauter sous aucun prétexte. Ce n'est pas nécessairement vrai. Des études récentes montrent qu'un déjeuner copieux appelle un dîner copieux (et un souper copieux), ce qui signifie un apport calorique journalier plus élevé[24]. Certains jeûneurs ont besoin de manger quelque chose pour bien commencer la journée, alors que d'autres préfèrent manger plus tard dans la journée. C'est à vous de voir ce qui vous convient le mieux, tout en sachant que vos habitudes peuvent changer avec le temps.

Que puis-je boire ?

Buvez à volonté, à condition d'éviter les boissons trop caloriques. L'eau est la meilleure des boissons : elle est sans calorie, gratuite, vous remplit l'estomac davantage que vous ne le pensez et vous empêche de prendre votre soif pour de la faim. L'été, ajoutez des rondelles de concombre ou un filet de citron, puis faites-en des glaçons que vous sucerez pour vous rafraîchir. Si vous voulez vous réchauffer, la soupe au miso contient des protéines et n'apporte que 40 calories par tasse. Les bouillons de légumes sont également à privilégier. Et pourquoi pas une tasse de chocolat chaud préparé avec du cacao en poudre dégraissé et de l'eau ? Moins de 40 calories et délicieux ! Les boissons à zéro calorie sont encore meilleures pour la ligne. De l'eau chaude parfumée au citron est la boisson préférée des jeûneurs, mais vous pouvez aussi ajouter à votre eau bouillante quelques feuilles de menthe, quelques clous de girofle, une tranche de gingembre ou un peu de citronnelle. Si vous aimez les tisanes, essayez quelques parfums inhabituels pour pimenter votre journée (réglisse et cannelle, citronnelle et gingembre, lavande, rose et camomille…). Le thé vert possède des vertus antioxydantes intéressantes. Si vous prenez du thé ou du café, ils doivent être sans lait ni sucre. En général, les jus de fruits contiennent beaucoup de sucre, moins de fibres que le fruit entier et peuvent vite faire grimper les apports caloriques journaliers. Les smoothies du commerce peuvent avoir une teneur en sucres similaire à celle du Coca-Cola et sont bourrés de calories; au surplus, leur acidité les rend corrosifs pour l'émail des dents. Si vous ne pouvez pas vous passer de boissons aromatisées, choisissez des eaux gazéifiées et ajoutez-y beaucoup de glaçons.

Et l'alcool?

Les boissons alcoolisées, bien qu'agréables, apportent des calories vides. Un verre de vin blanc contient environ 120 calories; une cannette de bière, 153. À moins d'être incapable de vous en passer, abstenez-vous de consommer de l'alcool un jour de jeûne. Voilà une bonne occasion de diminuer votre consommation d'alcool hebdomadaire.

Et le café?

De plus en plus d'études mettent en évidence les vertus du café, lequel pourrait contribuer à prévenir le déclin des facultés cognitives, améliorer le système cardiovasculaire et réduire le risque de cancer du foie et d'attaque cérébrale[25]. Alors, ne vous privez pas de café si vous aimez cette boisson! Le café est une arme utile dans votre arsenal contre l'ennui et une pause-café est la bienvenue dans une journée. Il n'y a pas de raison métabolique d'éviter la caféine un jour de jeûne, mais si vous avez des troubles du sommeil, évitez le café en fin de journée. Bien sûr, ne buvez que du café noir. Sachez qu'un macchiato compte 224 calories...

Et les collations?

L'idée générale du jeûne intermittent est de permettre à votre organisme de prendre des vacances et à votre système digestif de se reposer. Si vous avez besoin de grignoter quelque chose un jour de jeûne, faites-le en toute conscience et restez dans la frugalité. Ne perdez jamais de vue l'indice glycémique de ce que vous choisissez de manger.

ALIMENT	INDICE GLYCÉMIQUE	CHARGE GLYCÉMIQUE	QUANTITÉ (EN G, 28 G = 1 OZ)
Oléagineux (noix, noisettes, amandes…)	27	3	50
Maïs soufflé	72	8	20
Galettes de riz	80	19	25
Barres aux fruits	93	20	30
Barre Mars	65	26	60

Vous saviez que les tablettes de chocolat n'étaient pas vraiment bonnes pour la santé, mais saviez-vous que les barres aux fruits et même certaines galettes de riz (style Quaker) n'étaient pas plus recommandables ? Les aliments transformés, même s'ils sont pratiques, renferment des sucres cachés et ne vous apportent pas les avantages nutritionnels de bâtonnets de carotte ou de céleri trempés dans du houmous, par exemple, ou d'une poignée de noisettes ou d'amandes. Bien sûr, tenez compte sans tricher de ces collations dans votre apport calorique journalier.

Globalement, le grignotage, même d'aliments peu caloriques et riches en nutriments, ne doit pas devenir une habitude. Le but est en partie de diminuer votre appétit, alors inutile de le stimuler en multipliant les collations. Si vous avez besoin d'avaler quelque chose, préférez une boisson à un aliment.

Si je triche en avalant quelques chips ou une bouchée de biscuit, quelles sont les conséquences ?

Que les choses soient claires : il s'agit d'un livre sur le *jeûne*, c'est-à-dire sur les bienfaits de s'abstenir de manger. Il ne s'agit pas simplement d'absorber quelques calories de moins. Si le jeûne intermittent fonctionne si bien, c'est parce que notre organisme est fait pour alterner les périodes de vaches grasses et celles de vaches maigres. Comme vous l'avez vu, le terme scientifique est « hormèse » : ce qui ne vous tue pas vous rend plus fort. Par conséquent, si la privation de nourriture prolongée nuit à la santé, la restriction alimentaire ponctuelle fait le plus grand bien à l'organisme.

L'idée-phare de ce livre est de vous encourager à laisser à votre organisme un espace de respiration, un temps sans nourriture. Certes, vous ne perdrez pas les bienfaits du jeûne en absorbant 510 calories au lieu de 500 (ou 615 plutôt que 600 pour les hommes), mais il a été prouvé cliniquement que de diminuer par quatre son apport calorique journalier avait des effets systémiques sur le métabolisme. Le chiffre 500 (ou 600) n'a rien de magique, mais essayez de le respecter avec détermination ; il vous faut des paramètres clairs si vous voulez obtenir des résultats à moyen terme.

Manger un biscuit un jour de jeûne serait contraire à vos objectifs, sans compter qu'il ferait grimper en flèche votre glycémie et entamerait largement le « capital calories » auquel vous avez droit ce jour-là. Quand vous jeûnez, vous devez faire des choix alimentaires raisonnables et cohérents. Faites preuve de bon sens, de volonté et, pour vous donner du courage, dites-vous que le lendemain vous pourrez manger ces chips ou ce biscuit…

Puis-je prendre des substituts de repas sous forme liquide pour m'aider les premiers jours ?

Un certain nombre de personnes qui ont essayé le jeûne disent que les substituts de repas, notamment sous forme de milk-shakes, les ont aidées à supporter les premières semaines de jeûne intermittent, en général les plus difficiles. Les substituts de repas vous évitent d'avoir à calculer votre apport calorique et vous les buvez par petites gorgées dès que la faim vous tenaille. Nous ne sommes pas de fervents défenseurs des substituts de repas, mais si vous trouvez qu'ils représentent une aide efficace pour vous, alors ne vous en privez pas. Choisissez de préférence un produit allégé en sucre.

Dois-je prendre des compléments (vitamines et minéraux) durant mon jeûne ?

Le jeûne intermittent n'est pas un régime de privation, si bien qu'une variété de nourriture vous apportera toutes les vitamines et tous les minéraux dont vous avez besoin. Si, comme nous vous le recommandons, vous consommez des protéines, des fruits et des légumes vos jours de jeûne, vous n'aurez pas besoin de vous ruiner en multivitamines. Néanmoins, choisissez avec soin les aliments que vous mangerez les jours de jeûne afin d'avoir, en une semaine, l'apport nécessaire en vitamines B, en oméga-3, en calcium et en fer. Faites preuve de bon sens et alimentez-vous correctement. En général, nous ne sommes pas adeptes des complexes de vitamines et de minéraux, mais si un professionnel de la santé compétent vous a conseillé un complément alimentaire particulier, continuez à le prendre.

Dois-je faire de l'exercice un jour de jeûne ?

Pourquoi pas? Il n'y a aucune raison de changer vos habitudes dans ce domaine pendant les jours de jeûne. Des études montrent que même un jeûne total sur trois jours n'a aucun impact négatif sur la capacité à fournir des efforts physiques brefs et intenses ou prolongés et modérés. Les athlètes ne voient pas diminuer leurs performances lorsqu'ils jeûnent: une étude menée en 2008 sur des joueurs de football tunisiens durant le ramadan a mis en évidence que le jeûne n'exerçait aucune influence sur la performance sportive («Chaque joueur a subi des tests de rapidité, de force, d'agilité et d'endurance, et sa capacité à faire des passes et des dribbles a été évaluée. Le jeûne n'a influencé négativement aucune variable[26].»)

D'ailleurs – et cela mérite d'être noté si vous voulez atteindre une condition physique optimale –, un entraînement physique en période de jeûne peut améliorer les adaptations métaboliques[27] (ce qui signifie de meilleures performances au fil du temps), la synthèse des protéines dans les muscles[28] et la réponse anabolique à l'apport de nourriture après l'exercice[29]. S'entraîner l'estomac vide incite l'organisme à brûler davantage de graisses pour obtenir l'énergie nécessaire au lieu de compter sur les glucides consommés depuis peu ; n'oubliez pas que, si vous brûlez des graisses, vous ne les stockez pas. Comme nous l'avons souligné, une étude récente a montré que l'exercice physique avant le déjeuner améliore le fonctionnement métabolique et stimule la perte de poids[30]. La même étude indique que l'exercice pratiqué avant le déjeuner « atténue les effets délétères des excès alimentaires ».

L'exercice à jeun est donc un bon moyen de « lutter contre les excès de table associés à la période de Noël »[31]. Selon les auteurs de l'étude, « les données actuelles indiquent que l'entraînement physique à jeun est plus efficace que l'exercice pratiqué après la prise de glucides ».

Les hommes et les femmes réagissent-ils différemment au jeûne intermittent ?

Il est évident que les hommes et les femmes ont des différences métaboliques et hormonales ; pour des raisons liées à notre évolution, nous stockons et brûlons les graisses différemment. Les femmes ont plus de graisses, les stockent davantage et tendent à les brûler plus efficacement en faisant de l'exercice[32].

Même si les études dans ce domaine sont relativement limitées, il semble que les femmes qui jeûnent réagissent mieux aux exercices d'endurance qu'à la musculation avec des haltères[33], contrairement aux hommes. Et les hommes semblent avoir moins de mal à s'entraîner l'estomac vide que les femmes.

Sur le plan de l'état de santé général, les avantages d'un jeûne occasionnel et de courte durée sont assez clairs pour les deux sexes. Les quelque 200 volontaires qui ont participé aux études de la docteure Michelle Harvie étaient toutes des femmes. Les résultats sont aussi frappants que positifs, même si d'autres essais cliniques sont nécessaires pour analyser les effets exacts du jeûne sur les hormones, notamment chez des femmes de différents âges. Le jeûne ne doit pas être une lutte, mais une voie privilégiée vers le bien-être et la santé. Si, pour quelque raison que ce soit, le jeûne intermittent interrompt votre cycle menstruel ou perturbe votre sommeil, modifiez votre approche jusqu'à trouver un équilibre.

Puis-je jeûner si j'essaie d'être enceinte ?

Non. Nous n'avons pas suffisamment d'essais cliniques à notre actif pour évaluer tous les effets du jeûne intermittent sur la fertilité et, par conséquent, la prudence est de rigueur. Ne jeûnez pas non plus si vous êtes enceinte. Et sachez que le jeûne est formellement interdit chez les enfants ; ils sont en pleine croissance et ne doivent subir aucune restriction nutritionnelle. De même, si vous souffrez d'un problème de santé particulier, demandez conseil à votre médecin avant d'entreprendre un régime, quel qu'il soit.

Qui d'autre doit éviter de jeûner ?

Si vous êtes à peu près en bonne santé, des jeûnes de courte durée, y compris la limitation à 500 ou 600 calories journalières les jours de jeûne, ne peuvent que vous faire du bien. En revanche, si vous suivez un traitement médical, demandez l'avis de votre médecin. Le jeûne peut être déconseillé dans certains cas, notamment chez les diabétiques de type 1 ou les personnes souffrant de troubles du comportement alimentaire. Il est interdit chez les moins de 18 ans. Et si votre poids est déjà inférieur à la normale, abstenez-vous de jeûner.

Vais-je souffrir de maux de tête ?

Si vous avez des maux de tête, il est plus probable qu'ils soient attribuables à la déshydratation qu'à un manque de calories. Vous pouvez ressentir les symptômes modérés d'un état de manque de sucre (ou de caféine si vous avez arrêté le café), mais ils seront transitoires et, vu la courte durée de votre jeûne, ils n'auront rien d'inquiétant. Buvez de l'eau tout au long de la journée. Traitez vos maux de tête comme vous le feriez habituellement. Si, un jour donné, vous sentez que le jeûne ne vous réussit vraiment pas, arrêtez. C'est toujours vous qui maîtrisez la situation.

Dois-je m'inquiéter d'une faible glycémie ?

Si vous êtes à peu près en bonne santé, votre organisme est une machine remarquable, conçue pour réguler efficacement la glycémie. Un jeûne de courte durée n'a aucune raison de provoquer une hypoglycémie. L'idée que nous devons grignoter à longueur de journée pour éviter une baisse brutale du taux de sucre dans le sang est totalement fausse ; si vous suivez les conseils proposés ici et mangez des aliments à faible indice glycémique les jours de jeûne, votre glycémie a toutes les chances de rester stable. Par contre, si vous jeûnez plus de 24 heures et plus de 2 jours par semaine, vous risquez une baisse de la tension artérielle, une hypoglycémie et une sensation de vertige. Alors, jeûnez intelligemment ! Si vous souffrez de diabète de type 2, consultez votre médecin avant d'apporter tout changement à votre alimentation.

Vais-je éprouver de la fatigue ?

Un jeûne intermittent n'a aucune raison de vous fatiguer ; certains jeûneurs éprouvent même un regain d'énergie le jour où ils jeûnent et les jours suivants. Comme dans la vie normale, vous aurez des hauts et des bas. Les nombreux jeûneurs que nous avons rencontrés se trouvent plus dynamiques. Voyez pour vous. Se coucher de bonne heure, ne pas boire d'alcool et dormir suffisamment sont de bons moyens d'arriver rapidement au déjeuner du lendemain.

Vais-je aller me coucher la faim au ventre ?

Probablement pas, mais tout dépend de votre métabolisme et de la façon dont vous avez réparti vos calories de la journée. Si vous avez faim, essayez de penser à autre chose en prenant un bon bain ou un bon livre, en allant faire un tour ou en buvant une tisane. Félicitez-vous d'arriver au bout d'une journée de jeûne. Cela peut vous surprendre, mais de nombreux jeûneurs rapportent qu'ils ne se réveillent pas le lendemain avec une faim de loup. La faim s'apprivoise et votre appétit ne tardera pas à se réguler.

« Cela peut vous surprendre, mais de nombreux jeûneurs rapportent qu'ils ne se réveillent pas le lendemain avec une faim de loup. La faim s'apprivoise et votre appétit ne va pas tarder à se réguler. »

Mon organisme se mettra-t-il à stocker ses graisses, comme s'il était en « mode famine » ?

Puisque vous n'êtes pas tous les jours en restriction calorique, votre organisme n'adoptera pas le fameux « mode famine ». Votre jeûne ne sera jamais intense ni prolongé. Votre organisme puisera de l'énergie dans ses réserves de graisses, mais il n'en tirera pas du tissu musculaire. Des recherches ont montré que le jeûne occasionnel ne nuit pas au métabolisme[34]. Même un jeûne extrême, comme un jeûne absolu trois jours de suite[35] ou un jour sur deux pendant trois semaines[36], ne diminue pas le métabolisme de base. Et le jeûne intermittent n'augmente pas le taux de la ghréline, une hormone qui stimule la faim. Des chercheurs du Pennington Biomedical Research

Center de Louisiane ont découvert que «le taux de ghréline restait stable chez l'homme comme chez la femme, même après 36 heures de jeûne»[37]. Si vous suivez l'approche intelligente et modérée conseillée ici, votre restriction calorique 2 jours par semaine pendant 24 heures vous apportera de nombreux bienfaits scientifiquement prouvés.

Et si mes proches mangent les jours où je jeûne ?

Participez aux repas tout en faisant attention. Même si le soutien de la famille et des amis est un atout, faire toute une histoire de votre jeûne vous donnera l'impression qu'il constitue un obstacle alors qu'il devrait s'intégrer harmonieusement et sans bruit à votre quotidien. N'oubliez jamais votre carte maîtresse: demain, vous mangerez sans restriction. Il est normal que certains jours soient plus difficiles que d'autres et tout à fait naturel que vous ayez beaucoup plus de mal à jeûner quand vous fêtez ou participez à des événements où la nourriture est à l'honneur. Si vous savez que tel jour vous avez une occasion de festoyer, jeûnez la veille ou le lendemain. Le jeûne intermittent offre une souplesse suffisante pour vous permettre de participer à des activités sociales. Faites une pause à Noël, au jour de l'An, à Pâques ou à toute autre fête qui compte pour vous. Vous prendrez peut-être un peu de poids, mais c'est la vie et non une condamnation à perpétuité. Vous pouvez suivre sérieusement votre jeûne tout en faisant des écarts de temps en temps.

Puis-je m'y mettre si je suis obèse actuellement ?

Des essais cliniques réalisés auprès des personnes obèses ont montré que le jeûne intermittent est une méthode viable pour perdre du poids et ne pas en reprendre; en réalité, c'est une des plus efficaces. Plus vous avez de poids à perdre, plus votre perte initiale sera importante. Si vous êtes obèse, il est probable que les régimes restrictifs traditionnels que vous avez suivis ont été des échecs. Le jeûne intermittent est différent en raison de sa souplesse, de l'absence de sentiment de culpabilité et des aliments qui font plaisir qu'il autorise cinq jours par semaine. Les études menées par la docteure Michelle Harvie et le professeur Tony Howell ont montré que la plupart des femmes en surpoids sont capables de s'adapter à une restriction calorique deux jours par semaine et de perdre une quantité de graisse considérable, même celles qui souffrent de problèmes de poids depuis longtemps, voire depuis toujours. Bien sûr, vous devez être suivi par un professionnel de la santé pendant votre jeûne.

Dois-je ajouter un troisième jour de jeûne pour obtenir des résultats plus rapidement ?

Comme vous l'avez vu précédemment, il existe des preuves scientifiques des bienfaits d'un jeûne intermittent plus rigoureux issues des essais de la docteure Krista Varady et de son équipe de l'Université de l'Illinois à Chicago. Elles ont réalisé un certain nombre d'études soigneusement contrôlées auprès de participants soumis à un jeûne alterné. Cette forme de jeûne implique de réduire l'apport calorique un jour sur deux à 500 calories pour les femmes et à 600 pour les hommes. La plupart des participants à ces études ont perdu beaucoup de poids, essentiellement sous forme de graisse, et ont vu une amélioration considérable de certains de leurs marqueurs biologiques, dont le cholestérol.

Je n'ai pas de poids à perdre, mais j'aimerais profiter des bienfaits pour la santé du jeûne intermittent. Est-ce possible ?

Si vous êtes mince, vous pouvez quand même jeûner, à condition d'adapter votre alimentation les jours où vous ne jeûnez pas pour inclure des aliments plus caloriques. Les principaux chercheurs avec qui nous avons discuté dans ce domaine sont tous minces sans être maigres et ils pratiquent le jeûne. Avec la pratique, vous trouverez le bon équilibre pour conserver votre poids. Vous pouvez aussi ne jeûner que tous les 8 ou 10 jours, toujours pendant 24 heures. Aucune étude n'a été réalisée sur les effets de ce jeûne plus espacé, mais utilisez votre bon sens et observez ce qui se passe sur le pèse-personne. En revanche, si vous êtes déjà extrêmement mince ou souffrez d'un trouble du comportement alimentaire, le jeûne vous est déconseillé. En cas de doute, demandez l'avis de votre médecin.

Est-il trop tard pour commencer ?

Au contraire, il n'est jamais trop tard pour commencer et il n'y a pas de temps à perdre ! Le jeûne intermittent a toutes les chances d'augmenter votre espérance de vie, de réguler votre appétit et de vous aider à perdre du poids. Ses effets se font rapidement sentir, souvent dès la première semaine. Vous aurez moins besoin d'aller chez le médecin, vous serez plus dynamique et résisterez mieux aux maladies. Lorsque vous commencerez, vous vous demanderez pourquoi vous ne vous y êtes pas mis plus tôt.

« Le jeûne intermittent a toutes les chances d'augmenter votre espérance de vie, de réguler votre appétit et de vous aider à perdre du poids. Ses effets se font rapidement sentir, souvent dès la première semaine. »

Combien de temps dois-je pratiquer le jeûne intermittent ?

Le principe « je mange/je jeûne » du jeûne intermittent ressemble à s'y méprendre au comportement alimentaire des individus naturellement minces. Certains jours, ils mangent à peine ; d'autres jours, ils craquent pour ce qui leur fait plaisir. À la longue, le jeûne intermittent fonctionne ainsi. Peu à peu, vous allez modérer naturellement vos apports caloriques les jours de jeûne *et* les jours sans jeûne, jusqu'à ce que le processus devienne automatique. Une fois que vous aurez atteint votre poids idéal, vous pourrez modifier la fréquence du jeûne. Prenez les choses avec une certaine légèreté tout en faisant preuve de vigilance. Vous visez un changement durable de votre mode de vie, et ce que vous entreprenez n'a rien à voir avec une lubie passagère. C'est une longue route vers une perte de poids, puis une stabilisation à un poids santé. Acceptez que le jeûne intermittent soit quelque chose que vous allez faire, sous une forme qui vous convient, aussi longtemps que vous vivrez.

Le jeûne n'a pas encore livré tous ses secrets

Même si le jeûne se pratique depuis plusieurs milliers d'années, la science commence tout juste à s'y intéresser. Les premières preuves des bienfaits à long terme de la restriction calorique ne remontent qu'à 80 ans, lorsque des nutritionnistes travaillant sur des rats à l'Université Cornell ont découvert que ces petits mammifères vivaient beaucoup plus longtemps s'ils étaient moins nourris.

Depuis, les preuves se sont accumulées pour montrer que ces animaux vivent non seulement plus longtemps, mais aussi en meilleure santé s'ils subissent une diminution de leur apport calorique et – fait qui nous intéresse tout particulièrement ici – s'ils sont soumis à un jeûne intermittent. Ces dernières années, les recherches ont également porté sur l'humain et le constat reste le même.

Alors, où en sommes-nous actuellement et vers quoi les recherches s'orientent-elles ? Le docteur Valter Longo, pionnier dans les études sur l'IGF1, réalise un certain nombre d'essais cliniques avec des collègues de l'Université de Californie du Sud pour mieux comprendre l'impact du jeûne sur le cancer. Ces scientifiques ont déjà démontré que le jeûne diminue le risque d'avoir un cancer ; à présent, ils veulent savoir si le jeûne peut également améliorer l'efficacité de la chimiothérapie et de la radiothérapie.

La docteure Michelle Harvie et le professeur Tony Howell, qui travaillent au Genesis Breast Cancer Prevention Centre de Manchester, en Angleterre, ont réalisé de nombreux travaux passionnants. Leurs études ont entre autres montré qu'on pouvait perdre tout autant de poids avec une restriction calorique intermittente qu'avec une restriction calorique quotidienne.

Le docteur Mark Mattson, du National Institute on Aging, poursuit activement ses recherches et continue à publier des articles sur les effets du jeûne, et notamment du jeûne intermittent, sur le cerveau. Nous attendons avec impatience les résultats de ses études.

De plus, le docteur Mark Mattson et son équipe se penchent actuellement sur les traitements médicamenteux, car ils savent qu'en dépit des nombreux bienfaits du jeûne, beaucoup de personnes refusent de jeûner. Ils étudient, par exemple, un médicament appelé Byetta, utilisé dans le traitement du diabète mais qui semble également activer la production de BDNF, le facteur neurotrophique dérivé du cerveau. Le BDNF semble protéger le cerveau des ravages du vieillissement. Les chercheurs espèrent que le Byetta, ou un médicament apparenté, puisse ralentir considérablement la progression de la démence, si ce n'est de l'empêcher.

Jusqu'à présent, le jeûne intermittent a été un des secrets scientifiques les mieux gardés. Nous avons hâte de voir ce que nous réservent les années à venir dans ce domaine.

CHAPITRE 3

Cuisiner les jours de jeûne

Gardez à l'esprit ces quelques conseils généraux avant de planifier vos menus pour vous nourrir les jours de jeûne.

1. Mangez davantage de légumes verts, notamment à feuilles, car ils sont pauvres en calories et à faible indice glycémique. Dans ce domaine, vous ne risquez pas le surdosage et si vous avez besoin de vous sentir l'estomac bien rempli, tournez-vous en priorité vers les légumes. Les légumes rôtis sont savoureux, mais la cuisson à la vapeur est préférable. Investissez dans un cuit-vapeur en bambou à plusieurs paniers dans lequel vous pourrez faire cuire à la fois vos légumes, vos légumineuses, vos viandes et vos poissons.

2. Certains légumes sont meilleurs pour la santé cuits, d'autres crus (reportez-vous à la p. 98 pour en savoir plus). Pour ce qui est des carottes, des épinards, des champignons, des asperges, des choux et des poivrons, la cuisson décompose leur structure cellulaire sans détruire leurs vitamines, ce

qui est bon pour votre santé. Pour préparer les légumes crus, investissez dans une mandoline.

3. Les jours de jeûne, limitez les lipides, mais ne vous en privez pas. Vous pouvez utiliser une cuillerée à soupe d'huile d'olive pour faire cuire vos légumes, vaporiser de l'huile d'olive pour obtenir un film gras très léger ou encore verser un filet d'huile d'olive sur vos légumes cuits ou crus pour rehausser leur saveur. D'ailleurs, dans vos salades, l'huile améliore l'absorption des vitamines liposolubles. Vous avez également droit aux oléagineux (noix, noisettes, amandes…) et aux viandes plus grasses, comme le porc, à condition d'être vigilant au moment du calcul de l'apport calorique journalier.

4. Si vous utilisez du citron ou de l'orange pour vos assaisonnements, vous absorberez davantage le fer des légumes verts à feuilles, comme les épinards et le chou frisé. Essayez le cresson à l'orange parsemé de quelques graines de tournesol et de sésame ou de quelques amandes émondées pour les protéines et le croquant.

5. Cuisinez toujours dans une casserole ou une poêle antiadhésive pour limiter l'utilisation des graisses. Ajoutez un peu d'eau plutôt que de l'huile si les aliments collent au fond.

6. Pesez votre aliment après l'avoir préparé (coupé en tranches, coupé en dés, haché, etc.) pour que sa valeur calorique

soit correcte. Investissez dans une balance de cuisine si vous n'en avez pas.

7. Vous avez également droit aux produits laitiers : choisissez des fromages allégés et du lait à 1 ou 2 % de matières grasses. Évitez les yogourts au lait entier et préférez-leur les yogourts allégés en matières grasses. Laissez tomber les cafés au lait et le beurre les jours de jeûne, car ce sont des pièges à calories.

8. De même, évitez les glucides dits blancs (pain blanc, pommes de terre, pâtes blanches) et préférez-leur les glucides à faible indice glycémique, par exemple les légumes, les haricots et les lentilles, ainsi que les céréales complètes dont les calories sont brûlées lentement. Choisissez du riz brun et du quinoa. Pour le déjeuner, des céréales chaudes, comme les flocons d'avoine, vont vous rassasier plus longtemps que les céréales froides.

9. Veillez à absorber suffisamment de fibres les jours de jeûne : mangez la peau des pommes et des poires, privilégiez l'avoine au déjeuner et consommez des légumes verts à volonté.

10. N'hésitez pas à donner du goût à vos aliments : les flocons de piment rehaussent instantanément n'importe quel plat salé. Les vinaigres, dont le vinaigre balsamique, apportent une pointe d'acidité. Ajoutez aussi des herbes fraîches ; très peu caloriques, elles donnent du caractère à un plat.

11. Les protéines vous permettront de vous sentir rassasié plus longtemps. Optez pour les protéines à faible teneur en lipides, dont les oléagineux et les légumineuses. Ôtez la peau du poisson et la graisse des viandes avant de les cuire.

« Les protéines vous permettront de vous sentir rassasié plus longtemps. »

12. Les soupes sont parfaites un jour de jeûne, notamment les soupes légères aux légumes et les soupes au miso. Une soupe remplit l'estomac et permet de cuisiner les restes qui traînent dans le frigo.

13. Si vous avez besoin d'un édulcorant, utilisez le sirop d'agave, à faible indice glycémique.

10 menus à 500 calories par jour

MENU 1

Déjeuner (142 calories)

½ tasse de fromage blanc allégé en matières grasses (78 calories)
1 poire coupée en tranches (40 calories)
1 figue fraîche (24 calories)

Souper (354 calories)

Sashimi (327 calories), soit 3 à 5 petits morceaux de saumon (100 g ou 3 ½ oz, 180 calories) et 3 à 5 petits morceaux de thon (100 g ou 3 ½ oz, 136 calories)
2 cuillerées à thé de sauce soja (2 calories)
Wasabi
1 mandarine (25 calories)

Nombre total de calories pour la journée : 496

MENU 2

Déjeuner (190 calories)

Gruau fait de 40 g (1,4 oz) d'avoine à l'ancienne (160 calories) et d'eau

½ tasse de bleuets (30 calories)

Souper (304 calories)

Sauté de poulet (279 calories)

Coupez en lamelles 140 g (5 oz) de filet de poulet (148 calories). Faites sauter les lamelles dans une poêle antiadhésive avec 1 cuillerée à thé d'huile d'olive (27 calories), 1 cuillerée à thé de gingembre finement haché (2 calories), 1 cuillerée à soupe de coriandre hachée (3 calories), une gousse d'ail écrasée (3 calories), 2 cuillerées à thé de sauce soja (2 calories) et le jus d'un demi-citron (1 calorie), jusqu'à ce qu'elles soient légèrement dorées. Ajoutez de l'eau si le mélange colle.

Ajoutez ½ tasse de haricots mange-tout (12 calories), 1 ½ tasse de chou râpé (26 calories) et 2 grosses carottes pelées et coupées en fines lamelles (55 calories). Faites revenir encore de 5 à 10 minutes jusqu'à ce que le poulet soit bien cuit. Ajoutez de l'eau si nécessaire.

1 mandarine (25 calories)

Nombre total de calories pour la journée : 494

MENU 3

Déjeuner (125 calories)

1 petit œuf à la coque (90 calories)
½ pamplemousse (35 calories)

Souper (371 calories)

Chili végétarien (258 calories)
Faites revenir une gousse d'ail hachée (3 calories) et un demi-piment rouge fort, frais, épépiné et haché finement (3 calories) avec 1 cuillerée à thé d'huile d'olive (27 calories) dans une poêle antiadhésive. Ajoutez une pincée de cumin moulu et 1 ou 2 champignons blancs, selon leur taille, hachés (3 calories). Laissez cuire 5 minutes et ajoutez de l'eau si le mélange colle.
Ajoutez 200 g (14 oz) de tomates en conserve avec le jus (32 calories) et 200 g (14 oz) de haricots rouges en conserve, rincés et égouttés (190 calories). Laissez mijoter 10 minutes.
Servez avec ½ tasse de riz brun cuit (113 calories).

Nombre total de calories pour la journée : 496

MENU 4

Déjeuner (178 calories)

110 g (4 oz) de saumon fumé (132 calories)
1 craquelin nature (35 calories)
1 ½ cuillerée à thé de fromage frais à tartiner allégé en matières grasses (11 calories)

Souper (322 calories)

Salade thaïe (322 calories)
Faites tremper 50 g (1 ¾ oz) de vermicelles de riz (194 calories) dans de l'eau selon les indications figurant sur le paquet.
Mélangez 2 cuillerées à soupe de sauce de poisson thaïe (20 calories), le jus d'une lime (1 calorie), 1 cuillerée à thé de sucre (16 calories), 2 oignons verts, le blanc et le vert, émincés (5 calories) et un petit piment rouge haché finement (1 calorie) dans un saladier. Ajoutez 10 petites crevettes cuites et décortiquées (30 calories) et 2 grosses carottes pelées et râpées (55 calories). Égouttez les vermicelles de riz et ajoutez-les au mélange. Remuez bien.

Nombre total de calories pour la journée : 500

MENU 5

Déjeuner (171 calories)

Smoothie à la fraise (171 calories)

Passez au mélangeur une banane moyenne (95 calories), ½ tasse de yogourt nature à 0 % de matières grasses (62 calories), 7 fraises coupées (14 calories), un peu d'eau et un peu de glace pilée jusqu'à l'obtention d'un mélange épais et crémeux. Servez immédiatement.

Souper (324 calories)

Tilapia au four (202 calories)

Préchauffez le four à 200 °C (400 °F). Huilez très légèrement un petit plat allant au four. Placez environ 200 g (8 oz) de filets de tilapia (202 calories) dans le plat et parsemez de fines herbes ou d'épices. Faites cuire au four de 15 à 20 minutes.

Servez avec un petit œuf poché (90 calories) et ⅔ de tasse de têtes ou de tiges de brocoli hachées cuites à la vapeur (32 calories).

Nombre total de calories pour la journée : 495

MENU 6

Déjeuner (223 calories)

1 petite pomme tranchée (47 calories)
1 petite mangue pelée et dénoyautée (86 calories)
1 petit œuf à la coque (90 calories)

Souper (267 calories)

Salade au thon et aux haricots blancs (267 calories)
Mélangez 1 ½ tasse de haricots blancs en conserve, rincés et égouttés (108 calories), une boîte de 140 g (5 oz) de thon blanc entier, égoutté (119 calories), 60 g (2 oz) de tomates cerises (16 calories) et 1 tasse de pousses d'épinards (8 calories) dans un saladier.
Dans un petit bol, mélangez une gousse d'ail écrasée (3 calories), le jus et le zeste râpé d'un citron (1 calorie), ½ cuillerée à thé d'huile d'olive (12 calories) et une goutte de vinaigre de vin blanc. Versez l'assaisonnement sur la salade et mélangez bien.

Nombre total de calories pour la journée : 490

MENU 7

Déjeuner (140 calories)

1 petit œuf à la coque (90 calories)
3 tranches ultra-fines de jambon allégé en matières grasses (25 calories)
1 mandarine (25 calories)

Souper (358 calories)

Pizza végétarienne (358 calories)
Préchauffez le four à 200 °C (400 °F). Étendez 1 cuillerée à soupe de purée de tomates (5 calories) et 55 g (2 oz) de mozzarella fraîche coupée en dés (159 calories) sur une tortilla de blé entier de 20 cm (8 po) de diamètre (144 calories). Pour la garniture, comptez environ 170 g (6 oz) de légumes légèrement cuits à la vapeur et coupés en petits morceaux (50 calories) : champignons, poivron rouge, oignon rouge, courgette, aubergine, épinards, etc. Parsemez d'herbes qui sentent bon l'Italie ! Passez au four de 5 à 10 minutes, jusqu'à ce que le fromage soit fondu.

Nombre total de calories pour la journée : 498

MENU 8

Déjeuner (256 calories)

2 œufs brouillés au saumon fumé (256 calories)

Battez 2 petits œufs (180 calories) et 1 cuillerée à soupe de lait écrémé (5 calories) dans un bol. Versez vos œufs battus dans une poêle antiadhésive et faites cuire jusqu'à la consistance désirée. Retirez du feu et ajoutez 50 g (1 ¾ oz) de saumon fumé coupé en lamelles (71 calories).

Souper (244 calories)

Légumes rôtis au vinaigre balsamique et au parmesan (194 calories)

Préchauffez le four à 200 °C (400 °F). Huilez légèrement un plat allant au four. Dans le plat, disposez 10 tomates cerises (27 calories), une demi-courgette coupée en rondelles (9 calories), ½ tasse d'aubergine coupée en dés (11 calories) et 1 tasse de poivron rouge coupé en lamelles (50 calories). Parsemez de feuilles de basilic frais (1 calorie) et versez ½ cuillerée à thé de vinaigre balsamique (6 calories). Faites cuire de 20 à 25 minutes en remuant de temps en temps, jusqu'à ce que les légumes soient ramollis et légèrement dorés. Parsemez de ¼ de tasse de parmesan râpé (90 calories) avant de servir.

2 mandarines (50 calories)

Nombre total de calories pour la journée : 500

MENU 9

Déjeuner (130 calories)

½ tasse de yogourt nature à 0 % de matières grasses (62 calories)
¼ de tasse de bleuets frais (18 calories)
6 tranches ultra-fines de jambon allégé en matières grasses (50 calories)

Souper (360 calories)

Salade niçoise à la féta (360 calories)

Coupez en petits morceaux un petit œuf dur (90 calories). Dans un saladier, mélangez-le à un cœur de laitue romaine de grosseur moyenne coupée en petits morceaux (3 calories), à ¼ de tasse de haricots verts cuits à la vapeur et coupés en petits morceaux (12 calories) et à 1 tasse de concombre non pelé, coupé en petits morceaux (10 calories). Remuez bien.

Parsemez la salade d'à peine ⅔ de tasse de féta émiettée (225 calories), de quelques grosses olives noires dénoyautées (19 calories) et de 1 cuillerée à soupe de persil haché (1 calorie). Versez un filet de vinaigre de vin blanc sur la salade et servez.

Nombre total de calories pour la journée : 490

MENU 10

Déjeuner (290 calories)

Omelette au fromage et à la tomate (290 calories)

Battez 2 petits œufs (180 calories) et 1 cuillerée à soupe de lait écrémé (5 calories). Faites cuire l'omelette dans une poêle antiadhésive en veillant à ce qu'elle reste baveuse. Déposez par-dessus 2 tranches très fines de tomate fraîche (5 calories) et une tranche de fromage fondu (100 calories). Retirez du feu et couvrez le temps que le fromage fonde.

Souper (209 calories)

Salade caprese (191 calories)

Coupez en tranches 55 g (2 oz) de mozzarella fraîche (159 calories). Coupez en tranches une grosse tomate (26 calories). Alternez dans l'assiette les tranches de mozzarella et les tranches de tomate. Parsemez de feuilles de basilic frais et versez ½ cuillerée à thé de vinaigre balsamique (6 calories) sur la salade.

½ tasse de fraises (18 calories)

Nombre total de calories pour la journée : 499

10 menus à 600 calories par jour

MENU 1

Déjeuner (283 calories)

Frittata de champignons et d'épinards (245 calories)

Faites revenir la moitié d'un oignon moyen émincé (27 calories) avec 1 cuillerée à thé d'huile d'olive (27 calories) dans une poêle antiadhésive, jusqu'à ce qu'il devienne translucide. Ajoutez 1 ou 2 champignons blancs, selon leur taille, coupés en rondelles (3 calories), et laissez cuire jusqu'à ce que les champignons ramollissent. Ajoutez 1 tasse de pousses d'épinards (8 calories) et laissez cuire encore 2 minutes. Versez 2 petits œufs battus (180 calories). Laissez cuire encore 5 minutes et, pour terminer, passez sous le gril jusqu'à ce que les œufs prennent.

1 tasse de fraises entières (38 calories)

Souper (312 calories)

Thon et légumes grillés (312 calories)

Coupez un petit poivron rouge égrené (38 calories) et une petite courgette (18 calories) en lamelles d'environ 6 mm (¼ de po).

Mélangez-les dans un bol avec 1 cuillerée à thé d'huile d'olive (27 calories). Ajoutez les épices de votre choix. Faites griller les légumes à feu moyen environ 5 minutes de chaque côté. Servez dans une assiette et ajoutez un filet de citron.

Dans le même poêlon, faites griller de chaque côté une tranche de thon de 200 g (7 oz) (229 calories). Le temps de cuisson est laissé à votre convenance. Ajoutez un filet de citron et servez avec les légumes.

Nombre total de calories pour la journée : 595

MENU 2

Déjeuner (288 calories)

2 petits œufs pochés (180 calories)
1 tranche de pain de mie à la farine complète (78 calories)
30 framboises fraîches (30 calories)

Souper (304 calories)

Filet de saumon rôti et tomates cerises (279 calories)
Préchauffez le four à 200 °C (400 °F). Huilez légèrement un petit plat allant au four. Disposez-y un filet de saumon sans peau de 140 g (5 oz) (252 calories) et 10 tomates cerises (27 calories). Faites cuire de 15 à 20 minutes, jusqu'à ce que le poisson soit cuit.
Servez avec ½ tasse de haricots verts cuits à la vapeur (25 calories).

Nombre total de calories pour la journée : 592

MENU 3

Déjeuner (308 calories)

Muesli (308 calories)

Mélangez ⅔ de tasse de flocons d'avoine à l'ancienne (201 calories) et une petite pomme râpée avec sa peau (47 calories). Ajoutez ⅔ de tasse de lait écrémé (60 calories). Laissez gonfler le mélange pour le ramollir.

Souper (292 calories)

Salade César au poulet (292 calories)

Faites griller 1 tranche et demie de bacon (86 calories) de chaque côté pendant 4 à 5 minutes. Laissez-les refroidir, puis émiettez-les.

Coupez en deux un filet de poulet de 140 g (5 oz) (148 calories) pour obtenir deux filets plus fins. Faites-les griller de 3 à 4 minutes de chaque côté, jusqu'à ce qu'ils soient cuits, puis coupez-les en cubes. Disposez-les sur un lit d'environ 2 tasses de feuilles de laitue romaine coupées en petits morceaux (16 calories). Parsemez de 1 cuillerée à soupe de parmesan râpé (22 calories) et versez 1 cuillerée à soupe de vinaigrette pour salade César à 0 % de matières grasses (20 calories). Enfin, ajoutez les miettes de bacon.

Nombre total de calories pour la journée : 600

MENU 4

Déjeuner (340 calories)

Omelette au fromage et à la tomate (290 calories)

Battez 2 petits œufs (180 calories) et 1 cuillerée à soupe de lait écrémé (5 calories). Faites cuire dans une poêle antiadhésive en veillant à ce qu'elle reste baveuse. Déposez par-dessus 2 tranches très fines de tomate fraîche (5 calories) et une tranche de fromage fondu (100 calories). Retirez du feu et couvrez le temps que le fromage fonde.

2 mandarines (50 calories)

Souper (260 calories)

Steak mariné et salade asiatique au chou frisé (260 calories)

Pendant une dizaine de minutes, faites mariner un steak (aloyau, de préférence) de 85 g (3 oz) (120 calories) dans ce mélange: 1 cuillerée à thé de sauce soja (1 calorie), le jus d'une lime (2 calories) et une gousse d'ail écrasée (3 calories). Faites chauffer la poêle à chaleur moyenne. Retirez le steak de sa marinade et faites-le griller de chaque côté, selon la cuisson désirée.

Pour la salade asiatique au chou frisé: dans un bol, mélangez une petite carotte pelée et râpée (18 calories), 1 ½ tasse de chou frisé râpé (24 calories) et une poignée de feuilles de coriandre hachées (1 calorie). Dans un autre récipient, mélangez 1 cuillerée à thé de sucre (16 calories) avec 1 cuillerée à soupe de sauce de poisson thaïe (10 calories), le jus d'une lime (2 calories) et une gousse d'ail écrasée (3 calories). Versez cet assaisonnement sur la salade et remuez bien. Disposez la salade dans une assiette. Coupez le steak en morceaux que vous déposez sur la salade. Enfin, parsemez de 1 cuillerée à soupe d'arachides grillées, non salées et hachées (60 calories).

Nombre total de calories pour la journée : 600

MENU 5

Déjeuner (186 calories)

Déjeuner anglais modifié (177 calories)

Faites cuire une tranche et demie de bacon (116 calories) jusqu'à ce qu'il soit croustillant. Faites réchauffer au micro-ondes une petite saucisse prête à servir (59 calories). Faites griller un petit champignon portobello (3 calories). Disposez le bacon, la saucisse et le champignon sur un lit d'une tasse de pousses d'épinards (8 calories).

Souper (414 calories)

Maquereau et tomates en papillote (381 calories)

Préchauffez le four à 200 °C (400 °F). Huilez très légèrement une feuille de papier d'aluminium. Placez au milieu 2 tomates moyennes coupées en tranches (30 calories) et, par-dessus, un filet de maquereau de 170 g (6 oz) (351 calories). Rapprochez deux à deux les angles opposés de la feuille d'aluminium pour fermer solidement la papillote. Enfournez et laissez cuire de 10 à 15 minutes. Sortez la papillote du four, posez-la sur une assiette et ouvrez-la soigneusement.

Servez avec ⅔ de tasse de têtes ou de tiges de brocoli coupées en morceaux et cuites légèrement à la vapeur (32 calories), assaisonnées avec le jus d'un demi-citron (1 calorie) et une pincée de sel.

Nombre total de calories pour la journée : 600

MENU 6

Déjeuner (279 calories)

½ tasse de yogourt nature à 0 % de matières grasses (62 calories)
1 petite banane coupée en rondelles (80 calories)
5 grosses fraises (20 calories)
⅓ de tasse de bleuets (25 calories)
6 amandes hachées (92 calories)

Souper (320 calories)

Salade de crevettes, de cresson et d'avocat (295 calories)
Dans un saladier, mélangez 1 ½ tasse de cresson haché (6 calories), 140 g (5 oz) de crevettes cuites décortiquées (139 calories), la chair d'un demi-avocat coupée en dés (137 calories), 3 cuillerées à soupe d'oignon rouge finement haché (11 calories) et 1 cuillerée à soupe de câpres rincées et égouttées (2 calories). Versez un filet de vinaigre de vin blanc et remuez bien.
1 mandarine (25 calories)

Nombre total de calories pour la journée : 599

MENU 7

Déjeuner (261 calories)

Jambon et œufs (261 calories)

Battez 2 petits œufs (180 calories) et 1 cuillerée à soupe de lait écrémé (5 calories). Versez dans une poêle antiadhésive et faites cuire à votre goût. Servez avec 70 g de jambon allégé en matières grasses (76 calories).

Souper (333 calories)

Dal aux épices (213 calories)

Faites revenir un petit oignon émincé (22 calories), un gousse d'ail écrasée (3 calories) et 1 cuillerée à thé de gingembre finement haché (2 calories) avec 1 cuillerée à thé d'huile d'olive (27 calories) dans une petite casserole pendant 5 minutes ou jusqu'à ce que l'oignon devienne translucide. Ajoutez 1 tasse d'eau, ¼ de tasse de lentilles rouges rincées et égouttées (159 calories), une pincée de sel et une pincée de chacune des épices suivantes : cumin moulu, coriandre moulue, curcuma moulu, poivre de Cayenne et poivre noir. Portez à ébullition, puis baissez le feu et laissez cuire 20 minutes, jusqu'à ce que les lentilles soient tendres.

Garnissez avec ⅓ de tasse de yogourt nature à 0 % de matières grasses (40 calories) et servez avec un papadum (galette indienne, fine et croquante, à la farine de lentilles) (80 calories).

Nombre total de calories pour la journée : 594

MENU 8

Déjeuner (331 calories)

2 petits œufs à la coque (180 calories)
5 asperges cuites légèrement à la vapeur (33 calories)
1 tranche de pain complet grillé (78 calories)
2 petites prunes (40 calories)

Souper (260 calories)

Salade thaïe à la viande (260 calories)

Faites griller un steak (aloyau de préférence) de 140 g (5 oz) (188 calories). Laissez-le refroidir à température ambiante avant de le couper en lamelles très fines dans le sens des fibres.

Dans un bol, mélangez 2 tasses de laitue romaine (16 calories) et 1 tasse de chou frisé (24 calories) coupés en lanières. Dans un autre récipient, mélangez le jus d'une lime (2 calories), 1 cuillerée à thé de sucre (16 calories), une gousse d'ail écrasée (3 calories), un tout petit piment rouge égrené et haché finement (1 calorie) et 1 cuillerée à soupe de sauce de poisson thaïe (10 calories). Versez sur la salade et mélangez bien. Disposez la salade dans une assiette avec les lamelles de viande par-dessus.

Nombre total de calories pour la journée : 591

MENU 9

Déjeuner (199 calories)

170 g (6 oz) de saumon fumé (198 calories)
½ citron coupé en gros morceaux (1 calorie)

Souper (396 calories)

130 g (4,5 oz) de filet de porc rôti (302 calories)
1 cuillerée à soupe du jus (dégraissé) de la viande rôtie (60 calories)
½ tasse de têtes de chou-fleur cuites à la vapeur (17 calories)
⅓ de tasse de têtes de brocoli cuites à la vapeur (17 calories)

Nombre total de calories pour la journée : 595

MENU 10

Déjeuner (205 calories)

½ tasse de yogourt nature à 0 % de matières grasses (62 calories)
1 banane moyenne coupée en rondelles (95 calories)
1 cuillerée à soupe de muesli nature sans sucre (48 calories)

Souper (386 calories)

Soupe au bacon et aux haricots de Lima (386 calories)

Faites revenir 2 tranches de bacon coupées en petits morceaux (116 calories) avec 1 cuillerée à thé d'huile d'olive (27 calories) dans une casserole pendant 2 minutes, jusqu'à ce que la graisse fonde. Ajoutez la moitié d'un petit oignon finement haché (11 calories), 3 cuillerées à soupe de poireau haché (11 calories), une demi-carotte pelée et coupée en fines lamelles (14 calories) et une branche de céleri hachée (1 calorie). Laissez cuire 5 minutes, jusqu'à ce que l'oignon devienne translucide ; ajoutez un peu d'eau si le mélange colle au fond. Ajoutez ½ tasse de haricots de Lima rincés et égouttés (206 calories) et 1 tasse d'eau. Portez à ébullition, puis baissez le feu et laissez mijoter 20 minutes, jusqu'à ce que les haricots soient bien tendres. Assaisonnez au goût.

Réduisez le mélange en purée à l'aide d'un mélangeur ou d'un presse-purée, pour une texture plus grossière.

Nombre total de calories pour la journée : 591

La valeur calorique des aliments

Toutes les valeurs s'appliquent aux aliments crus, sauf indication contraire.

FRUITS ET LÉGUMES	PORTION *	NOMBRE DE CALORIES PAR PORTION
Abricot	100 g	32
Abricots secs	100 g	196
Açaï en poudre	pincée	5
Ail	¼ de gousse	1
Ananas	100 g	43
Ananas en conserve dans son jus	100 g	50
Artichaut	100 g	24
Asperge	100 g	27
Aubergine	100 g	18
Avocat	100 g	193
Baies de goji	100 g	313
Banane	100 g	103
Bette à cardes	100 g	19
Betterave non pelée	100 g	38
Bleuets	100 g	60
Bleuets séchés	100 g	313
Brocoli	100 g	32
Canneberges	100 g	42
Canneberges séchées	100 g	346
Carotte	100 g	34
Céleri	100 g	8
Céleri-rave	100 g	17
Cerises	100 g	52

** Une portion de 100 g équivaut à environ 3 ½ oz ; 100 ml, à environ 6 c. à table + 2 c. à thé. La portion vaut pour un aliment sans peau ou écorce.*

FRUITS ET LÉGUMES	PORTION *	NOMBRE DE CALORIES PAR PORTION
Champignons de Paris	100 g	16
Champignons portobellos	100 g	13
Champignons shiitakes	100 g	27
Chicorée frisée	100 g	19
Chips de banane séchée	100 g	523
Chou blanc chinois	100 g	15
Chou cavalier	100 g	33
Chou frisé	100 g	33
Chou, vert ou rouge	100 g	29
Chou-fleur	100 g	35
Choux de Bruxelles	100 g	43
Citron	100 g	20
Clémentine	100 g	41
Concombre	100 g	10
Courge musquée	100 g	40
Courgette	100 g	18
Cresson	100 g	26
Dattes séchées	100 g	303
Edamames écossés	100 g	117
Endive	100 g	17
Épinards	100 g	25
Fenouil	100 g	14
Figues fraîches	100 g	74
Figues séchées	100 g	229
Fraises	100 g	28
Framboises	100 g	30
Gai choy (feuilles de moutarde)	100 g	26
Germes de soja	100 g	32
Grenade	100 g	55
Haricots verts	100 g	25

FRUITS ET LÉGUMES	PORTION*	NOMBRE DE CALORIES PAR PORTION
Kiwi	100 g	55
Laitue Boston	100 g	15
Laitue frisée	100 g	18
Laitue iceberg	100 g	14
Laitue romaine	100 g	16
Lime	100 g	12
Maïs en grains	100 g	115
Mandarine	100 g	35
Mandarine satsuma	100 g	31
Mangue séchée	100 g	268
Melon	100 g	29
Melon d'eau	100 g	33
Mûres	100 g	26
Navet	100 g	24
Nectarine	100 g	44
Oignon	100 g	38
Orange	100 g	40
Pamplemousse	100 g	30
Papaye	100 g	40
Patate douce	100 g	93
Pêche	100 g	37
Pêches en conserve dans leur jus	100 g	50
Petits pois surgelés	100 g	52
Poire	100 g	41
Poireau	100 g	23
Poires en conserve dans leur jus	100 g	37
Pois écossés	100 g	86
Poivron (toutes les couleurs)	100 g	30
Pomélo	100 g	34
Pomme	100 g	51

FRUITS ET LÉGUMES	PORTION*	NOMBRE DE CALORIES PAR PORTION
Pomme de terre blanche bouillie	100 g	79
Pommes séchées	100 g	310
Prune	100 g	39
Pruneaux dans leur jus	100 g	90
Prunes séchées	100 g	151
Radicchio	100 g	19
Radis	100 g	13
Raisins secs	100 g	292
Raisins verts	100 g	66
Roquette	100 g	24
Spiruline en poudre	100 g	374
Tangerine	100 g	39
Tomate	100 g	20
Tomates séchées au soleil, sous vide	100 g	256
Topinambour	100 g	73

CÉRÉALES ET PRODUITS CÉRÉALIERS*	PORTION*	NOMBRE DE CALORIES PAR PORTION
Amarante (graines)	100 g	368
Avoine épointée	100 g	373
Bagel nature	100 g	256
Baguette	100 g	242
Boulgour	100 g	334
Céréales All Bran	100 g	334
Céréales Special K	100 g	379
Ciabatta	100 g	269
Couscous instantané	100 g	358

** Les grains, les céréales et les nouilles ne sont pas cuites, sauf indication contraire ; les céréales et les farines sont sèches.*

CÉRÉALES ET PRODUITS CÉRÉALIERS*	**PORTION***	**NOMBRE DE CALORIES PAR PORTION**
Craquelins Ryvita	100 g	350
Crêpe (sans sirop)	100 g	208
Croissant nature	100 g	414
Farine complète	100 g	336
Farine de maïs	100 g	364
Farine de riz	100 g	364
Farine de seigle	100 g	331
Farine tout usage	100 g	361
Fécule de maïs	100 g	378
Flocons d'avoine à cuisson instantanée	100 g	380
Flocons d'avoine roulée à l'ancienne	100 g	363
Galettes de riz	100 g	379
Grains de blé	100 g	326
Gressins	100 g	408
Millet	100 g	354
Muesli granola	100 g	432
Muesli sans sucre ajouté	100 g	353
Nouilles au sarrasin (soba)	100 g	363
Nouilles de riz	100 g	373
Nouilles instantanées	100 g	450
Nouilles ramen sèches (japonaises)	100 g	361
Nouilles udon (japonaises)	100 g	352
Orge perlé	100 g	364
Pain à l'épeautre	100 g	241
Pain à la farine de maïs	100 g	311
Pain à la levure chimique	100 g	223
Pain au levain	100 g	256
Pain blanc sans gluten	100 g	282
Pain complet	100 g	260
Pain de seigle	100 g	242

CÉRÉALES ET PRODUITS CÉRÉALIERS*	**PORTION***	**NOMBRE DE CALORIES PAR PORTION**
Pain de seigle pumpernickel	100 g	183
Pâtes à la farine blanche	100 g	370
Pâtes à la farine complète	100 g	326
Pita	100 g	265
Quinoa	100 g	375
Riz arborio	100 g	354
Riz au jasmin	100 g	352
Riz basmati	100 g	353
Riz blanc à grain court	100 g	351
Riz blanc à grain long	100 g	355
Riz blanc étuvé	100 g	344
Riz brun	100 g	340
Riz sauvage	100 g	353
Sarrasin	100 g	343
Tortilla de farine	100 g	307
Tortilla de maïs	100 g	235
Vermicelles	100 g	354

ALIMENTS RICHES EN PROTÉINES	**PORTION***	**NOMBRE DE CALORIES PAR PORTION**
Agneau maigre haché	100 g	235
Amandes émondées moulues	100 g	618
Amandes entières	100 g	613
Arachides émondées non salées	100 g	561
Bacon de dinde	100 g	123
Bacon de dos	100 g	128
Bacon régulier, cuit	100 g	441
Beurre d'arachide nature	100 g	621
Bifteck de gibier	100 g	101
Blancs d'œuf	100 g	50

ALIMENTS RICHES EN PROTÉINES	PORTION*	NOMBRE DE CALORIES PAR PORTION
Bœuf maigre	100 g	116
Bœuf haché maigre	100 g	184
Calmars enrobés de pâte à frire, surgelés	100 g	200
Carré d'agneau	100 g	231
Chorizo	100 g	451
Coquille Saint-Jacques	100 g	83
Côtelette d'agneau	100 g	260
Crevettes décortiquées	100 g	69
Cuisse de poulet sans la peau	100 g	163
Edamames, écossés	100 g	117
Filet de bar	100 g	133
Filet de dinde sans la peau	100 g	103
Filet de flétan	100 g	100
Filet de maquereau	100 g	204
Filet de morue	100 g	80
Filet de poisson enrobé de pâte à frire, surgelé	100 g	229
Filet de poisson pané, surgelé	100 g	213
Filet de poulet sans la peau	100 g	105
Filet de saumon d'élevage	100 g	215
Filet de sole	100 g	78
Flageolets, secs	100 g	279
Foie de poulet	100 g	122
Graines de chanvre	100 g	437
Graines de chia	100 g	422
Graines de courge émondées	100 g	590
Graines de lin	100 g	495
Graines de sésame	100 g	616
Graines de tournesol émondées	100 g	591
Hamburger au bœuf, cuit	100 g	283
Hamburger d'agneau, cuit	100 g	267

ALIMENTS RICHES EN PROTÉINES	PORTION*	NOMBRE DE CALORIES PAR PORTION
Hamburger végétarien	100 g	137
Haricots beurre	100 g	270
Haricots blancs	100 g	285
Haricots cuits	100 g	83
Haricots de Lima	100 g	282
Haricots de soja, secs	100 g	375
Haricots noirs, secs	100 g	341
Haricots pinto	100 g	309
Haricots rouges, secs	100 g	311
Houmous	100 g	303
Jambon maigre	100 g	104
Jambon tranché préemballé	100 g	118
Lapin désossé	100 g	137
Lentilles brunes	100 g	297
Lentilles jaunes	100 g	327
Lentilles rouges	100 g	334
Lentilles vertes	100 g	316
Magret de canard sans la peau	100 g	92
Mélange de noix non salées	100 g	661
Miso	100 g	131
Moules décortiquées	100 g	92
Noisettes	100 g	660
Noix de cajou	100 g	583
Œufs à la coque	100 g	154
Œufs brouillés	100 g	155
Œufs en omelette	100 g	173
Œufs frits	100 g	177
Œufs pochés	100 g	145
Pistaches émondées	100 g	584
Pois chiches, secs	100 g	320

ALIMENTS RICHES EN PROTÉINES	PORTION*	NOMBRE DE CALORIES PAR PORTION
Poisson blanc cuit à la vapeur	100 g	83
Porc maigre	100 g	117
Porc maigre haché	100 g	140
Ragoût d'agneau	100 g	175
Ragoût de bœuf	100 g	121
Salami	100 g	352
Saucisse d'agneau	100 g	260
Saucisse de porc, cuite	100 g	319
Saumon rose en conserve	100 g	131
Sardines en conserve	100 g	179
Sardines fraîches	100 g	165
Tahini (beurre de sésame)	100 g	658
Tempeh	100 g	172
Thon en conserve	100 g	108
Thon frais	100 g	137
Tofu	100 g	70
Saucisse végétarienne	100 g	114

PRODUITS LAITIERS ET BOISSONS VÉGÉTALES	PORTION*	NOMBRE DE CALORIES PAR PORTION
Cheddar allégé en matières grasses	100 g	263
Cheddar régulier	100 g	410
Crème fouettée	100 ml	411
Crème fraîche	100 ml	350
Crème sure	100 ml	214
Crème sure allégée	100 ml	137
Féta	100 g	276
Fromage à la crème	100 g	245
Fromage à la crème allégé	100 g	111
Fromage à la crème, très pauvre en matières grasses	100 g	109

PRODUITS LAITIERS ET BOISSONS VÉGÉTALES	**PORTION***	**NOMBRE DE CALORIES PAR PORTION**
Fromage blanc allégé en matières grasses	100 g	72
Fromage bleu au lait de brebis	100 g	368
Fromage de chèvre frais	100 g	324
Lait à 1 % de matières grasses	100 ml	41
Lait à 2 % de matières grasses	100 ml	50
Boisson d'amandes sans sucre ajouté	100 ml	24
Lait de chèvre entier	100 ml	61
Boisson de riz	100 ml	46
Boisson de soja	100 ml	42
Lait écrémé	100 ml	35
Lait entier	100 ml	64
Parmesan râpé	100 g	389
Ricotta	100 g	134
Yogourt aux fruits	100 g	94
Yogourt nature allégé	100 g	66
Yogourt nature grec	100 g	132

HERBES, ÉPICES ET SUCRES	**PORTION***	**NOMBRE DE CALORIES PAR PORTION**
Basilic frais	1 g	0
Cannelle moulue	1 pincée	3
Cassonade	100 g	375
Citronnelle fraîche	1 g	1
Clous de girofle moulus	1 pincée	3
Coriandre fraîche	1 g	0
Cumin moulu	1 pincée	4
Curcuma moulu	1 pincée	3
Estragon frais	1 g	0
Feuilles de menthe fraîche	1 g	0
Gingembre moulu	1 pincée	1

HERBES, ÉPICES ET SUCRES	PORTION*	NOMBRE DE CALORIES PAR PORTION
Noix de muscade moulue	1 pincée	4
Origan séché	1 pincée	3
Paprika	1 pincée	3
Persil frais	1 g	0
Poivre moulu	1 pincée	3
Romarin frais	1 g	0
Safran	1 pincée	3
Sauge séchée	1 pincée	3
Sucre blanc	100 g	385
Sucre brun	100 g	375
Thym séché	1 pincée	2
Vanille en gousse	1 pincée	3

SOUPES ET POTAGES	PORTION*	NOMBRE DE CALORIES PAR PORTION
Bisque de homard	100 ml	125
Bisque de tomates (préparée avec de l'eau)	100 g	35
Bouillon de bœuf	100 ml	7
Bouillon de poulet et de légumes	100 ml	36
Chaudrée de poisson (avec du lait)	100 g	53
Miso	100 g	22
Soupe à la tomate et au basilic	100 g	40
Soupe à l'oignon	100 g	45
Soupe aux poireaux et pommes de terre	100 g	53
Soupe de légumes variés	100 g	45
Soupe poulet et nouilles	100 ml	39
Soupe vietnamienne au bœuf et aux nouilles	100 g	66
Velouté de champignons (avec du lait allégé)	100 ml	233

CONDIMENTS ET SAUCES	PORTION*	NOMBRE DE CALORIES PAR PORTION
Câpres égouttées	100 g	32
Chutney de tomates	100 g	141
Cornichons	100 g	384
Ketchup	100 g	102
Marinades égouttées	100 g	20
Marmelade d'oranges	100 g	266
Mayonnaise 0 %	100 ml	87
Mayonnaise allégée	100 ml	327
Mayonnaise régulière	100 ml	600
Miel	100 g	334
Moutarde de Dijon	100 g	160
Moutarde en grains	100 g	159
Nutella	100 g	529
Oignons marinés	100 g	36
Olives noires dénoyautées	100 g	154
Pâte de tamarin	100 g	142
Pesto	100 g	431
Piment jalapeño mariné	100 g	18
Salsa	100 g	68
Sauce au bœuf, prête à servir	100 g	45
Sauce au caramel	100 g	389
Sauce au chocolat	100 g	367
Sauce barbecue	100 ml	353
Sauce de soja	100 ml	105
Sauce hollandaise	100 g	239
Sauce Sriracha	100 ml	98
Sauce tartare	100 g	358
Sauce tomate et basilic pour pâtes	100 g	60
Sirop d'agave	100 g	296
Sirop d'érable	75 ml	265

CONDIMENTS ET SAUCES	PORTION*	NOMBRE DE CALORIES PAR PORTION
Vinaigre balsamique	100 ml	138
Vinaigre de vin rouge ou blanc	100 ml	23
Vinaigrette allégée	100 ml	58
Vinaigrette huile d'olive et citron	100 ml	439
Vinaigrette salade César allégée	100 ml	120

MATIÈRES GRASSES ET HUILES	PORTION*	NOMBRE DE CALORIES PAR PORTION
Beurre	100 g	739
Graisse alimentaire	100 g	900
Huile d'olive	100 ml	823
Huile de chanvre	100 ml	837
Huile de colza	100 ml	825
Huile de lin	100 ml	813
Huile de maïs	100 ml	829
Huile de tournesol	100 ml	828
Huile végétale	100 ml	827
Lard	100 g	899
Margarine	100 g	735
Tartinade à base d'huile d'olive	100 g	543

BOISSONS	PORTION*	NOMBRE DE CALORIES PAR PORTION
Bière ambrée	100 ml	47
Bière blonde	100 ml	43
Café avec du lait à 2 %	100 ml	7
Café noir	100 ml	0
Cappuccino avec lait écrémé	100 ml	22
Cappuccino avec lait entier	100 ml	37

Champagne	100 ml	76
Chocolat chaud préparé avec de l'eau	100 ml	59
Chocolat chaud réduit en calories préparé avec de l'eau	100 ml	19
Coca-Cola	100 ml	20
Coca-Cola diète	100 ml	0
Eau de coco	100 ml	43
Eau gazeuse	100 ml	0
Expresso	100 ml	0
Gin tonic	100 ml	70
Jus d'herbe de blé	100 ml	17
Jus d'orange	100 ml	42
Jus de lime	100 ml	23
Jus de pomme	100 ml	44
Jus pomme et poire	100 ml	43
Lait fouetté à la fraise	100 ml	67
Latte avec du lait écrémé	100 ml	29
Latte avec du lait entier	100 ml	54
Limonade	100 ml	47
Macchiato avec du lait écrémé	100 ml	26
Macchiato avec du lait entier	100 ml	30
Smoothie fraise-banane	100 ml	51
Soda au gingembre	100 ml	34
Sprite	100 ml	44
Thé chaï avec du lait à 2 %	100 ml	70
Thé noir	100 ml	0
Thé vert	100 ml	0
Tisane	100 ml	0
Vin blanc sec	100 ml	66
Vin rouge	100 ml	68
Vodka tonic	100 ml	71

COLLATIONS ET GRIGNOTINES	PORTION*	NOMBRE DE CALORIES PAR PORTION
Arachides grillées à sec, non salées	100 g	581
Arachides grillées, salées	100 g	621
Chips	100 g	529
Chips de légumes	100 g	502
Frites	100 g	260
Houmous	100 g	303
Maïs goût de beurre au micro-ondes	100 g	535
Maïs soufflé	100 g	385
Noix mélangées, grillées et salées	100 g	667
Pailles au fromage	100 g	520
Pizza tomate et fromage	100 g	258
Sandwich à la salade de thon	100 g	221
Sandwich jambon et fromage	100 g	288
Sandwich aux œufs	100 g	232
Tarama	100 g	516
Tartinade d'aubergine	100 g	102
Tartinade de poivrons rouges	100 g	235
Tzatziki	100 g	137

DESSERTS, BONBONS ET FRIANDISES	PORTION*	NOMBRE DE CALORIES PAR PORTION
Baklava	100 g	498
Biscuits à l'avoine et aux raisins secs	100 g	445
Biscuits sablés au beurre	100 g	523
Caramel anglais	100 g	459
Carré au chocolat	100 g	419
Chocolat au lait	100 g	549
Chocolat blanc	100 g	567
Chocolat Lindt noir 70 %	100 g	540
Chocolat noir	100 g	547

DESSERTS, BONBONS ET FRIANDISES	PORTION*	NOMBRE DE CALORIES PAR PORTION
Crème glacée à la vanille	100 g	190
Gâteau au chocolat avec glaçage	100 g	414
Gingembre confit	100 g	351
Gomme	1 unité	11
Gomme sans sucre	1 unité	5
Guimauves	100 g	338
Maïs soufflé au caramel	100 g	427
Mousse au chocolat	100 g	174
Muffin aux bleuets	100 g	387
Noix de coco séchée non sucrée	100 g	632
Noix de coco séchée sucrée	100 g	466
Quatre-quarts au citron	100 g	366
Scone nature pur beurre	100 g	366
Sorbet au citron	100 g	118
Tarte aux pommes	100 g	265
Tic Tacs	100 g	391
Tiramisu	100 g	263

ANNEXE

Quelques témoignages inspirants

Cher Docteur Mosley,

Mon partenaire et moi avons décidé de suivre votre régime 5:2. À ce jour, nous avons perdu 1,4 kg (3 lb) chacun, même si nous n'étions pas en surpoids auparavant, tout en nous faisant plaisir avec un curry et du gâteau les jours où nous ne jeûnions pas. Nous envisageons de poursuivre le jeûne, sous quelque forme que ce soit, le plus longtemps possible.

Comme je suis asthmatique et que j'ai plus de 40 ans, je suis très intéressée par les effets présumés du jeûne intermittent sur l'inflammation, ainsi que sur la protection anti-âge… Je souffre également de quelques douleurs chroniques à une jambe des suites d'une blessure sportive et je suis impatiente de voir si le jeûne intermittent stimulera la réparation musculaire et nerveuse dans les mois à venir. J'espère que mon organisme essayera de se réparer un peu mieux.

Encore merci pour votre contribution à la diffusion d'émissions scientifiques.

Alison Rae

Bonjour,

Je suis votre jeûne intermittent depuis 14 semaines. J'ai perdu près de 4,5 kg (10 lb). Lors des régimes précédents, je n'avais jamais pu descendre au-dessous du seuil des 64 kg (140 lb).

Poids actuel : 61,5 kg.
Taille : 167 cm (5 pi 6 po)

J'ai perdu :

3 cm (1 ¼ po) de tour de poitrine
1,3 cm (½ po) de tour de torse
4,4 cm (1 ¾ po) de tour de taille
6,3 cm (2 ½ po) de tour d'abdomen
6,3 cm (2 ½ po) de tour de hanches
1,3 cm (½ po) de tour de cuisse

Mon taux de cholestérol, à 4,9, n'a pas changé depuis ma dernière analyse il y a un an. Ma glycémie à 4,7 non plus.

Toutefois, j'ai constaté les améliorations suivantes :

Mes yeux sont plus vifs et plus clairs.
Je suis plus énergique.
Je dors mieux.
J'ai les idées plus claires (je trouve que ma mémoire s'est améliorée, même si je n'ai effectué aucun examen pour le vérifier).
Je me sens en meilleure santé.
J'espère que mon bilan vous sera utile.

Sarah Humphries

Cher Docteur Mosley,

Je viens de terminer mon 2e jour de jeûne de la 13e semaine et, comme promis, voici un compte-rendu de ce premier trimestre de jeûne intermittent.

Le programme me limite à 600 calories 2 jours non consécutifs par semaine. C'est tout. Le reste du temps, je mange et je bois ce que je veux. Ce régime ne m'est pas trop pénible. Ma consommation hebdomadaire de calories a diminué, non pas parce que j'évite de manger les jours où je ne jeûne pas, mais simplement parce que je n'ai pas aussi faim qu'auparavant.

Au cours de ces 13 dernières semaines, j'ai choisi de jeûner le lundi et le jeudi. Durant les jours de jeûne, je ne consomme rien hormis 3 ou 4 tasses de thé ou de café (parfois avec un nuage de lait) et de 1 à 1,5 l d'eau. En rentrant chez moi le soir, je fais du vélo d'appartement, 16 km en moyenne. Hier soir, j'ai parcouru cette distance en 30 minutes et 25 secondes, pratiquement une moyenne de 20 km/h. Je me suis mis à l'entraînement en suivant les conseils d'internautes avec qui je dialogue. Mes 16 km de vélo me font brûler 550 calories. En pratiquant le vélo à jeun, j'oblige mon organisme à brûler ses réserves de graisse au lieu de consommer les glucides auxquels il recourt généralement pour recharger rapidement ses batteries.

Je mange tard la veille d'un jour de jeûne, ce qui m'aide beaucoup. Je trouve que prendre un déjeuner, même léger, stimule ma faim pour le reste de la journée, c'est pourquoi j'évite de manger. Le soir, j'absorbe environ 450 calories – 240 sous forme de riz parfumé et le reste en légumes. Je gère cela très facilement, surtout en étant occupé à autre chose. Il faut aborder une journée de jeûne avec la mentalité adéquate. Sinon, cela risque d'être très difficile.

Lorsque j'ai commencé ce régime, je pesais 89 kg (196 lb) et j'en étais au dernier trou de ma ceinture (je sais, ce n'est pas très scientifique et j'aurais dû prendre des mesures plus précises au départ, mais c'est ainsi).

Ce matin, je pèse 80 kg (177 lb) et je mets ma ceinture au 4e trou (le 3e est un peu lâche). Mon objectif, sans pratiquer d'exercice, serait de perdre environ 500 g (1 lb) par semaine, étant donné qu'une restriction de 4000 calories par semaine représente environ 500 g de masse graisseuse. Avec une heure d'exercice par semaine, j'ai accéléré ma perte de poids de près de 50 % et perdu 9 kg. À Noël, j'espère pouvoir passer à un régime 5:1+1, ce « +1 » représentant une journée à 800 ou 900 calories. Si cette méthode fonctionne, je la suivrai pour le reste de mes jours.

« Je souffrais d'asthme depuis l'enfance, et aujourd'hui cet ennui de santé a pratiquement disparu. »

Dimanche dernier, j'ai fait du vélo après avoir pris un déjeuner copieux et tout s'est bien passé, là aussi. Un vrai plaisir ! Je me sens beaucoup plus en forme qu'auparavant, et j'ai plus d'endurance aussi. J'ai des tonnes d'énergie !

Autres avantages : je souffrais d'asthme depuis l'enfance, et aujourd'hui cet ennui de santé a pratiquement disparu. Mon débit expiratoire de pointe (DEP) s'est amélioré de 30 % en 13 semaines, probablement grâce à ma perte de poids qui m'a permis de faire davantage d'exercice. Sans être aussi préoccupé par ma beauté que la gent féminine, je dirais quand même que mon teint s'est considérablement amélioré. Plus de boutons, plus de points noirs – même mes callosités aux coudes ont disparu.

David Norvell

Cher Michael,

Mon partenaire et moi avons regardé votre documentaire et l'avons trouvé très intéressant, d'où notre envie de tester le régime 5:2 dès le lundi suivant. (Je trouve qu'il est toujours bon de commencer de nouvelles choses le lundi!) Dans ma vie, j'ai pratiqué le jeûne hydrique pendant des semaines et j'en garde un très bon souvenir. Simplement, j'ai repris les kilos perdus.

Je mesure 1,63 m (5 pi 4 po) et, quand j'ai commencé le jeûne intermittent, je pesais 83 kg (183 lb). Je n'étais pas énorme, mais j'avais besoin de maigrir, surtout du ventre et de la taille… justement là où c'est le plus mauvais pour la santé! Mon objectif est d'arriver à un poids compris entre 65 et 70 kg (143 et 154 lb), mais à mon âge, il est beaucoup plus difficile de perdre du poids, dixit mon médecin généraliste!

6 août, début du jeûne: 83 kg (183 lb)
8 août: 82 kg (180 ½ lb)
9 août: 81 kg (178 ¼ lb)
14 août: 81 kg (178 ¼ lb)
18 août: 80 kg (176 lb)
23 août: 80 kg (176 lb)
27 août: 79 kg (175 lb)
6 septembre: 79 kg (175 lb)
13 septembre: 78 kg (172 ¾ lb)
21 septembre: 79 kg (173 ¾ lb)

Tous les deux, nous sommes devenus adeptes du jeûne intermittent. Si je n'ai pas maigri plus vite, c'est parce que je n'ai pas pratiqué autant d'exercice que ce que j'avais prévu. Nous allons poursuivre ce régime, et je vais continuer à me peser régulièrement.

Nous avons constaté que nous avions moins faim et mangions moins les cinq autres jours de la semaine. Nous jeûnons le mardi et le mercredi. Le jeudi matin, je me sens si légère et si dynamique que je ne veux pas gâcher tout cela en abusant de la nourriture, même si j'y ai droit.

Les jours de jeûne, nous avons notre repas principal le soir, car c'est le moment où nous pouvons nous retrouver après une journée de travail. Ce n'est probablement pas l'idéal pour brûler les calories, mais cela convient mieux à notre mode de vie.

Notre repas principal un jour de jeûne se présente ainsi : un épis de maïs et un filet de saumon avec de l'ail, du citron, des assaisonnements et un filet d'huile d'olive, ou encore une omelette de deux œufs avec de l'oignon, de l'ail, du persil et des champignons. Différents légumes verts, de la salade, des tomates, des betteraves, des fines herbes, etc., accompagnent notre plat. Nous buvons de l'eau.

Au cours de la journée, nous mangeons une banane et une pomme.

Je vous remercie infiniment d'avoir mis au point ce régime.

Britt Warg

Je suis étudiante en neurophysiologie et en pharmacologie, et je m'intéresse à la maladie de Parkinson. Je ne suis pas du genre à donner des conseils ni à dire aux personnes que je rencontre quel régime elles doivent suivre, comment, etc. Or, en regardant votre documentaire, j'ai décidé de tenter l'expérience. Cette expérience est devenue un projet scientifique qui sera mené au sein de mon université. Je m'intéresse énormément aux troubles neurodégénératifs et aux mesures que je peux prendre dans ma propre vie pour diminuer mon risque de rechute (en effet, j'ai souffert d'un cancer du sein). Voilà ce que j'ai écrit dans mon blogue, *Schrokit's Corner*:

Ce n'est pas un régime.

Cela fait sept semaines que j'ai commencé la méthode 5:2 (ou plutôt la méthode 2:5, puisque je commence par deux jours de jeûne et je mange à volonté les cinq suivants) et je vais très bien. J'ai perdu 6,5 kg (14 lb), et monsieur Schrokit n'est pas très loin derrière (il porte encore son jean qu'il appelle son « pantalon d'homme gros », mais il doit percer des trous supplémentaires dans sa ceinture pour ne pas le perdre...).

Les effets du jeûne intermittent sur mon apparence physique étant plus qu'évidents (même si certaines personnes me demandent si j'ai changé de coiffure ou de lunettes et ne semblent pas voir que le changement vient de la perte de poids... toujours est-il que je reçois des compliments à profusion!), lorsque je parle de cette méthode à des connaissances, elles ont hâte d'essayer. D'ailleurs, de nombreux collègues de monsieur Schrokit suivent actuellement ce soi-disant régime et le trouvent très révélateur de leurs propres habitudes alimentaires.

Mais ce n'est pas un régime. La meilleure description que j'aie entendue jusqu'à présent est celle du blogueur Gordon qui disait que le jeûne intermittent était une *stratégie*. C'est vraiment le mot juste.

Outre l'importance d'avoir une nourriture saine et équilibrée, ce que vous rabâchent tous les livres de régimes tendance, le contrôle du poids est vraiment une question de *nombre total de calories que vous absorbez à long terme*. Le jeûne intermittent aide à se reconnecter avec son appétit réel. Après l'avoir pratiqué pendant quelques jours, on sait mieux ce que veut dire, par exemple, manger par ennui, manger par fatigue, manger par contrariété ou manger alors qu'on a besoin de boire, en réalité.

« Je reçois des compliments à profusion ! »

Nicole Slavin

Pour moi, le jeûne intermittent – 600 calories, 2 jours par semaine – a changé mon attitude à l'égard de ce que je mange et de ce que je bois. Il a rompu un cycle d'excès alimentaires qui m'ont fait grossir régulièrement depuis 30 ans. Nous sommes des créatures d'habitude et, sans nous en apercevoir, nous tombons facilement dans des schémas comportementaux difficiles à modifier par la suite. Mais là, il s'est passé quelque chose en profondeur: je perçois les choses plus clairement, et ce nouvel état d'esprit me rappelle comment je me sentais entre 20 et 30 ans, lorsque j'avais un IMC de 22. J'ai l'impression de maîtriser davantage la situation et je ne me sens plus bien du tout quand je mange trop. Le cercle vicieux est rompu. Je pense que je vais suivre ce régime plus ou moins jusqu'à la fin de mes jours.

David Cleevely

Le jeûne intermittent semble être une méthode très efficace pour optimiser notre bien-être et notre espérance de vie, ainsi que pour perdre du poids. J'ai plusieurs patients qui ont commencé le jeûne intermittent et sont enchantés des résultats. Je l'ai moi-même intégré à mon mode de vie, tout comme deux de mes collègues et plusieurs collaborateurs. Toutes mes félicitations!

Docteur Pete Bridgwood

« J'ai plusieurs patients qui ont commencé le jeûne intermittent et sont enchantés des résultats. »

Cher Michael,

J'ai regardé votre émission de télévision sur le jeûne intermittent avec beaucoup d'intérêt, et ma famille et moi avons décidé d'essayer le régime que vous proposiez. Je suis médecin généraliste, âgé d'une cinquantaine d'années, et je travaille dans le nord de Londres. J'avais un IMC de 29, mais j'étais en assez bonne santé; le seul problème, c'est que je ne faisais pas suffisamment d'exercice. Au départ, j'étais assez sceptique, mais j'ai réussi à perdre 6 kg (13 lb) en 6 semaines. Je trouve ce régime très simple et très facile à suivre, si bien que je ne vois aucune raison de ne pas le poursuivre encore de nombreuses années.

J'ai présenté un résumé de votre régime à quelques collègues et commencé à le recommander à quelques-uns de mes patients, avec des résultats étonnants. Un de mes patients, qui présente visiblement le syndrome métabolique et des antécédents familiaux de diabète de type 2, avait une glycémie à jeun de 7,2. Au bout de quelques semaines seulement, sa glycémie est tombée à 5,9 et il a perdu 5 kg (11 lb).

Selon moi, le jeûne intermittent a des chances d'être beaucoup plus efficace pour lutter contre l'épidémie d'obésité que d'indiquer la teneur en matières grasses et en sucres sur les emballages. Il est bien plus utile de mettre l'accent sur la valeur calorique des aliments.

Docteur Jon Brewerton

Cher Docteur Mosley,

Mon mari et moi avons adopté le jeûne intermittent, mais pas toutes les semaines, car parfois nous ne pouvons jeûner qu'un jour par semaine. Notre principale motivation ? Vivre plus longtemps et en bonne santé.

À ce stade, nous avons tous les deux perdu du poids : 7 kg (16 lb) pour moi et 5 kg (12 lb) pour mon mari. Nous trouvons les jours de jeûne assez faciles à supporter et ne ressentons pas le besoin de manger le double les autres jours. Hier, je me suis acheté une Kit Kat pour la première fois depuis des mois, mais je n'en ai mangé que le quart ! J'ai gardé le reste pour une autre fois, ce qui est totalement inédit pour moi, car j'ai toujours eu un solide appétit et un IMC trop élevé. Nous n'avons pas fait analyser notre taux d'IGF 1, mais nous sommes tous les deux traités pour une hypertension artérielle et mon mari, pour une hypercholestérolémie. Nous espérons voir une amélioration de notre état lors de notre prochaine visite chez le médecin.

En réalité, je trouve cette façon de manger beaucoup plus facile que tous les « régimes » que j'ai suivis précédemment, surtout parce que nous pouvons déplacer les jours de jeûne en fonction de notre vie sociale.

Maureen Johnston

COURRIEL ULTÉRIEUR :

À ce jour, j'ai perdu 9 kg (20 lb) et je trouve encore votre régime facile à suivre. Les jours de jeûne, nous prenons généralement un déjeuner à base d'œufs ou de flocons d'avoine et, au souper (assez tôt le soir), une salade avec beaucoup de légumes l'été ou une soupe aux légumes l'hiver. Mon mari s'autorise une tranche de pain, puisqu'il a droit à 100 g calories de plus que moi. Nous comptons bien poursuivre ce régime, sans doute avec une trêve pour Noël !

Cher Michael,

Je pratique le jeûne intermittent depuis trois mois et j'ai écrit un article à ce sujet sur mon blogue, *Helena's London Life*.

Lorsque j'étais plus jeune et que je vivais à Helsinki, j'ai fait des jeûnes prolongés avec mon père. Chaque jeûne durait cinq jours, et nous n'avions droit qu'à des jus de fruits le premier et le dernier jour. C'est pourquoi je pensais savoir dans quoi je me lançais.

Eh bien, pas du tout! Ce régime, selon lequel vous mangez moins deux jours par semaine, est beaucoup plus facile à suivre. Vous avez droit à 500 calories (600 pour les hommes, c'est injuste!), ce qui n'est pas si mal, finalement. Et contrairement aux jeûnes de ma jeunesse, celui-là autorise le café! (Je ne peux vraiment pas me passer de café...)

Je pratique le jeûne intermittent depuis environ 3 mois et j'ai perdu 5 kg (11 lb). Je me sens tellement mieux depuis, pas seulement en raison de la perte de poids, mais parce que je suis plus dynamique et que je mange mieux! Après le choc initial, votre estomac se resserre et vous avez moins faim; vous avez davantage conscience des quantités que vous ingérez, que ce soit un jour de jeûne ou un jour normal.

« Je me sens tellement mieux depuis, pas seulement en raison de la perte de poids, mais aussi parce que je suis plus dynamique et que je mange mieux! »

Voici mes cinq conseils pour réussir ce régime.

1. Ne jeûnez pas deux jours de suite: c'est trop dur et trop fatigant le deuxième jour. Ne jeûnez pas non plus le week-end; nous avons essayé le vendredi et avons failli nous entretuer, mon mari et moi!

2. Multipliez les occupations – plus vous penserez à autre chose qu'à la nourriture, plus votre jeûne sera facile. Je travaille chez moi la moitié de la semaine, alors j'essaie de jeûner quand je suis au bureau. Et ne regardez pas d'émissions culinaires à la télé quand vous jeûnez: vous risquez de craquer!

3. Téléchargez une application. Personnellement, j'utilise MyFitnessPal, un outil simple pour compter les calories. Pour les amateurs d'applications comme moi, sachez que MyFitnessPal permet aussi d'enregistrer les aliments que vous

avez consommés, l'exercice physique que vous pratiquez et le poids que vous perdez (et il vous prédit le nombre de kilos que vous allez perdre dans cinq semaines si chaque jour ressemble à celui que vous venez d'enregistrer).

4. Ne soyez pas trop dur envers vous-même. J'ai sauté quelques jours de jeûne ces trois derniers mois, mais ce n'est pas la fin du monde ! Vous pouvez toujours vous rattraper le lendemain ou la semaine suivante !

5. Ne jeûnez pas seul. Il est tellement plus facile d'être accompagné ! Certaines semaines, mon mari et moi n'avons pas jeûné les mêmes jours en raison de nos emplois du temps, et du coup, cela n'a pas fonctionné.

Comme vous le voyez, mes expériences ont été positives. Ce que je n'ai pas mentionné dans mon blogue, c'est que mon mari fait beaucoup trop de cholestérol (c'est héréditaire), ce qui nous a poussés à essayer ce régime. Il n'avait pas besoin de perdre plus de 10 kg, alors maintenant il veille à augmenter son apport calorique (avec des smoothies faits maison) les jours où il mange normalement.

Helena Halme

Docteur Mosley,

Cela fait maintenant deux semaines que je suis la méthode 5:2 et je vois déjà un effet positif sur mon poids. La deuxième fois que je me suis pesé, j'avais perdu au total 2,3 kg (5 lb). Je me sens plus léger et je me réjouis à l'idée de poursuivre ce régime très longtemps.

Nick Wilson

Docteur,

Mère de trois enfants, très occupée, j'avais beaucoup de mal à maigrir après la naissance de mon petit dernier. Préparer trois, voire quatre repas par jour pour toute la famille, cela n'aide pas! J'adore manger, surtout avec des amis, de façon conviviale, c'est pourquoi les régimes trop restrictifs étaient à la fois une corvée et un énorme effort de volonté. Du coup, je ne tardais pas à reprendre mes kilos perdus.

Pour moi, le jeûne intermittent est plus gérable, à la fois physiquement et émotionnellement. Je ne fais attention que 2 jours par semaine en respectant la limite des 500 calories par jour. Cette méthode s'intègre parfaitement à ma vie sociale, puisque je peux choisir mes jours de jeûne, ceux où je ne suis pas invitée à l'extérieur.

Il n'est pas trop difficile de résister à la tentation un jour de jeûne, car je sais que le lendemain je me ferai plaisir avec un fondant au chocolat ou quelques verres de vin, si j'en ai vraiment envie! C'est à l'usage qu'on peut juger de la qualité d'une chose: en mangeant à ma faim 5 jours par semaine et en me limitant à 500 calories les 2 autres jours, je perds du poids. Ça marche!

Clare Wilson

« C'est à l'usage qu'on peut juger de la qualité d'une chose: en mangeant à ma faim 5 jours par semaine et en me limitant à 500 calories les 2 autres jours, je perds du poids. Ça marche! »

Références

Chapitre 1

1. B. M. Popkin et K. J. Duffey, « Does hunger and satiety drive eating anymore? Increasing eating occasions and decreasing time between eating occasions in the United States », *American Journal of Clinical Nutrition,* 91 (mai 2010) : 1342-47.

2. M. Mattson et E. Calabrese, « When a little poison is good for you », *New Scientist,* 2668 (6 août 2008) : 36-39.

3. A. J. Carlson et F. Hoelzel, « Apparent prolongation of the life span of rats by intermittent fasting », *Journal of Nutrition,* 91 (1945) : 363-75.

4. E. Bergamini, G. Cavallini, A. Donati et Z. Gori, « The role of autophagy in aging : it's essential part in the anti-aging mechanism of caloric restriction », *Annals of the New York Academy of Science,* 1114 (octobre 2007) : 69-74.

5. K. A. Varady, S. Bhutani, E. C. Church et M. C. Kempel, « Short-term modified alternate-day fasting : A novel dietary strategy for weight loss and cardio-protection in obese

adults», *American Journal of Clinical Nutrition,* 90, nº 5 (novembre 2009) : 1138-43. M. C. Klempel,

C. M. Kroeger et K. A. Varady, «Alternate-day fasting (ADF) with a high-fat diet produces similar weight loss and cardio-protection as ADF with a low-fat diet», *Metabolism,* janv. 2013 ; 62(1) : 137-43.

www.ncbi.nlm.nih.gov/pubmed/22889512

6. M. N. Harvie et autres, Genesis Prevention Centre, University hospital of South Manchester NHS Foundation Trust, UK. «Intermittent, Low-Carbohydrate Diets More Successful Than Standard Dieting; Possible Intervention for Breast Cancer Prevention.» Presentation at the CTRC-AACR San Antonio Breast Cancer Symposium, décembre 2011.

7. M. Hatori, C. Vollmers, A. Zarrinpar, L. DiTacchio et autres, «Time-restricted feeding without reducing caloric intake prevents metabolic diseases in mice fed a high-fat diet», *Cell Metabolism,* 15, nº 6 (2012) : 848-60.

8. K. I. Erickson, M. W. Voss, R. S. Prakash, C. Basak et autres, «Exercise training increases size of hippocampus and improves memory, *Proceedings of the National Academy of Science of the United States of America,* 108, nº 7 (janvier 2011) : 3017-22.

9. V. K. Halagappa, Z. Guo, M. Pearson, Y. Matsuoka et autres, «Intermittent fasting and caloric restriction ameliorate age-related behavioral deficits in the triple-transgenic mouse model of Alzheimer's disease», *Neurobiology of Disease,* 26, nº 1 (avril 2007) : 212-20.

10. Y. Shirayama, A. C. Chen, S. Nakagawa, D. S. Russell et R. S. Duman, «Brain-derived neurotrophic factor produces anti-depressant effects in behavioral models of depression», *Journal of Neuroscience,* 22, nº 8 (avril 2002) : 3251-61.

11. B. Li, K. Suemaru, Y. Kitamura, R. Cui et autres, « Strategy to develop a new drug for treatment-resistant depression – role of electroconvulsive stimuli and BDNF » *Yakugaku Zasshi (Journal of the Pharmaceutical Society of Japan)*, 127, n° 4 (avril 2007) : 735-42.

12. N. Halberg, M. Henriksen, N. Söderhamn, B. Stallknecht et autres, « Effect of intermittent fasting and refeeding on insulin action in healthy men », *Journal of Applied Physiology* 99, n° 6 (décembre 2005) : 2128-36.

13. L. Raffaghello, C. Lee, F. M. Safdie, M. Wei et autres, « Starvation-dependent differential stress resistance protects normal but not cancer cells against high-dose chemotherapy », *Proceedings of the National Academy of Sciences of the United States of America,* 105, n° 24 (juin 2008) : 8215-20.

14. C. Lee, L. Raffaghello, S. Brandhorst, F. M. Safdie et autres, « Fasting cycles retard growth of tumors and sensitize a range of cancer cell types to chemotherapy », *Science Translational Medicine,* 4, n° 124 (7 mars 2012) : 124ra27.

15. F. M. Safdie, T. Dorff, D. Quinn, L. Fontana, et autres, « Fasting and cancer treatment in humans : A case series report », *Aging,* 1, n° 12 (31 décembre 2009) : 988-1007.

16. M. N. Harvie, M. Pegington, M. P. Mattson, J. Frystyk et autres, « The effects of intermittent or continuous energy restriction on weight loss and metabolic disease risk markers : a randomized trial in young overweight women », *International Journal of Obesity,* 35, n° 5 (mai 2011) : 714-27.

17. Page et autres, « Waist-height Ratio as a Predictor of Coronary heart Disease Among Women », *Epidemiology,* 20, n° 3 (mai 2009) : 36-66.

18. J. R. Stradling et J. H. Crosby, « Predictors and prevalence of obstructive sleep apnoea and snoring in 1001 middle-aged men », *Thorax*, 46, n° 2 (février 1991) : 85-90.

Chapitre 2

1. M. N. Harvie, M. Pegington, M. P. Mattson, J. Frystyk et autres, « The effects of intermittent or continuous energy restriction on weight loss and metabolic disease risk markers : a randomised trial in young overweight women », *International Journal of Obesity*, 35, n° 5 (mai 2011) : 714-27.

2. H. J. Leidy, M. Tang, C. Armstrong, C. B. Martin et W. W. Campbell, « The effects of consuming frequent, higher protein meals on appetite and satiety during weight loss in overweight/obese men », *Obesity*, 19, n° 4 (2011) : 818-24. A. Astrup, « The satiating power of protein – a key to obesity prevention ? » *American Journal of Clinical Nutrition*, 82, n° 1 (juillet 2005) : 1-2.

   T. Halton et F. Hu, « The effects of high protein diets on thermogenesis, satiety, and weight loss », *Journal of the American College of Nutrition*, 23, n° 5 (octobre 2004) : 373-85.

3. C. B. Ebbeling, J. F. Swain, H. A. Feldman, W. W. Wong et autres, « Effects of dietary composition on energy expenditure during weight-loss maintenance », *Journal of the American Medical Association*, 307, n° 24 (juin 2012) : 2627-34.

4. C. E. O'Neil, D. R. Keast, T. A. Nicklas et V. L. Fulgoni III, « Nut Consumption Is Associated with Decreased health Risk Factors for Cardiovascular Disease and Metabolic Syndrome in U.S. Adults : NHANES 1999-2004 », *Journal of the American College of Nutrition*, 30, n° 6 (décembre 2011) : 502-10.

E. Ros, L. C. Tapsell et J. Sabate, « Nuts and berries for heart health », *Current Atherosclerosis Reports,* 12, nº 6 (novembre 2010) : 397-406.

5. S. Vander Wal, A. Gupta, P. Khosla et N. V. Dhurandhar, « Egg breakfast enhances weight loss », *International Journal of Obesity,* 32, nº 10 (octobre 2008) : 1545-51.

6. B. Wansink, *Mindless Eating : Why We Eat More Than We Think* (New York : Bantam Books, 2006).

7. T. Mann, A. J. Tomiyama, E. Westling, A. Lew et autres, « Medicare's search for effective obesity treatments : diets are not the answer », *American Psychologist,* 62, nº 3 (avril 2007) : 220-33.

8. « The Myriad Benefits of Intermittent Fasting », *Mark's Daily Apple,* http://www.marksdailyapple.com/health-benefits-of-intermittent-fasting/#axzz2GqeVIcd6.

9. D. Joly, « I've discovered how to lose weight : fast », *The Independent,* 11 novembre 2012, http://www.independent.co.uk/voices/com ment/ive-discovered-how-to-lose-weight-fast-8303657.html.

10. K. Van Proeyen, K. Szlufcik, H. Nielens, K. Pelgrim et autres, « Training in the fasted state improves glucose tolerance during fat-rich diet », *Journal of Physiology,* 588, Pt 21 (novembre 2010) : 4289-302.

11. C. K. Morewedge, Y. E. Huh et J. Vosgerau, « Thought for food : imagined consumption reduces actual consumption », *Science,* 330, nº 6010 (décembre 2010) : 1530-3.

12. E. E. Mulvihill, J. M. Assini, J. K. Lee, E. M. Allister et autres, « Nobiletin attenuates VLDL overproduction, dyslipidemia, and atherosclerosis in mice with diet-induced insulin resistance », *Diabetes,* 60, nº 5 (mai 2011) : 1446-57.

13. E. E. Mulvihill, E. M. Allister, B. G. Sutherland, D. E. Telford et autres, « Naringenin prevents dyslipidemia, apolipoprotein B overproduction, and hyperinsulinemia in LDL receptor-null mice with diet-induced insulin resistance », *Diabetes,* 58, nº 10 (2009) : 2198-210.

14. K. Fujioka, F. Greenway, J. Sheard et Y. Ying, « The effects of grapefruit on weight and insulin resistance : relationship to the metabolic syndrome », *Journal of Medicinal Food,* 9, nº 1 (2006) : 49-54.

15. M. Waldecker, T. Kautenburger, H. Daumann, S. Veeriah, F. Will, H. Dietrich, B. L. Pool-Zobel et D. Schrenk, « Histone-deacetylase inhibition and butryrate formation : Fecal slurry incubations with apple pectin and apple juice extracts », *Nutrition,* 24, nº 4 (avril 2008) : 366-74.

16. A. V. Rao et S. Agarwal, « Role of Antioxidant Lycopene in Cancer and heart Disease », *Journal of the American College of Nutrition,* 19, nº 5 (octobre 2000) : 563-9.

17. J. Karppi, J. A. Laukkanen, J. Sivenius, K. Ronkainen et S. Kurl, « Serum lycopene decreases the risk of stroke in men », *Neurology,* 79, nº 15 (octobre 2012) : 1540-7.

18. S. Moghe, « Blueberries may inhibit development of fat cells », Press Release, Federation of American Societies for experimental Biology, *Science Daily,* 10 avril 2011.

19. T. Miron, I. Shin, G. Feigenblat, L. Weiner et autres, « A spectrophotometric assay for allicin, alliin, and alliinase : with a chromogenic thiol : reaction of 4-mercaptopyridine with thiosulfinates », *Analytical Biochemistry,* 307, nº 1 (2002) : 76-83.

20. J. Flood et B. Rolls, « Eating soup will help cut calories at meals », Paper presented at the experimental Biology Conference in Washington, D. C., avril 2007. Publication :

« Soup preloads in a variety of forms reduce meal energy intake », *Appetite*, 49, n° 3 (novembre 2007) : 626-34.

21. V. Dewanto, X. Wu, K. K. Adom et R. H. Liu, « Thermal processing enhances the nutritional value of tomatoes by increasing total antioxidant activity », *Journal of Agricultural and Food Chemistry*, 50, n° 10 (avril 2002) : 3010-4.

22. C. Miglio, E. Chiavaro, A. Visconti, V. Fogliano et N. Pelligrini, « Effects of different cooking methods on nutritional and physico-chemical characteristics of selected vegetables », *Journal of Agricultural and Food Chemistry*, 56, n° 1 (décembre 2007) : 139-47.

23. C. P. Herman et D. Mack, « Restrained and unrestrained eating », *Journal of Personality*, 43, n° 4 (1975) : 647-60.

24. V. Schusdziarra, M. Hausmann, C. Wittke, J. Mittermeier et autres, « Impact of breakfast on daily energy intake – an analysis of absolute versus relative breakfast calories », *Nutrition Journal*, 10 (janvier 2011) :5.

25. A. E. Mesas, L. M. Leon-Muñoz, F. Rodriguez-Artalejo, et E. Lopez-Garcia, « The effect of coffee on blood pressure and cardiovascular disease in hypertensive individuals : a systematic review and meta-analysis », *American Journal of Clinical Nutrition*, 94, n° 4 (2011) : 1113-26.

S. Larsson et N. Orsini, « Coffee consumption and risk of stroke : a dose-response meta-analysis of prospective studies », *American Journal of Epidemiology*, 174, n° 9 (septembre 2011) : 993-1001.

A. Floegel, T. Pischon, M. M. Bergmann, B. Teucher et autres, « Coffee consumption and risk of chronic disease in the european Prospective Investigation into Cancer and Nutrition (ePIC) – German study », *American Society for Nutrition*, 95, n° 4 (avril 2012) : 901-8.

26. D. T. Kirkendall, J. B. Leiper, Z. Bartagi, J. Dvorak et Y. Zerguini, « The influence of Ramadan on physical performance measures in young Muslim footballers », *Journal of Sports Science,* 26, Supplement 3 (décembre 2008) : S15-27.

27. K. Van Proeyen, K. Szlufcik, H. Nielens, M. Ramaekers et P. Hespel, « Beneficial metabolic adaptations due to endurance exercise training in the fasted state », *Journal of Applied Physiology,* 110, nº 1 (janvier 2011) : 236-45.

28. M. P. Harber, A. R. Konopka, B. Jemiolo, S. W. Trappe et autres, « Muscle protein synthesis and gene expression during recovery from aerobic exercise in the fasted and fed states », *American Journal of Physiology : Regulatory, Integrative and Comparative Physiology,* 299, nº 5 (novembre 2010) : R1254-62.

29. L. Deldicque, K. De Bock, M. Maris, M. Ramaekers et autres, « Increased p70^{26k} phosphorylation during intake of a protein-carbohydrate drink following resistance exercise in the fasted state », *European Journal of Applied Physiology,* 108, nº 4 (mars 2010) : 791-800. Note : Cette étude et les trois précédentes sont citées dans le site Web : www.marksdailyapple.com/fasting-exercise-workout-recovery/

30. Van Proeyen et autres, *op. cit.*

31. G. Reynolds, «Phys ed: The Benefits of exercising Before Breakfast», *New York Times,* Well blog, 15 décembre 2010, http://well. blogs.nytimes.com/2010/12/15/phys-ed-the-benefits-of-exercising-before-breakfast/?src=me&ref=general.

32. M. A. Tarnopolsky, «Gender differences in substrate metabolism during endurance exercise», *Canadian Journal of Applied Physiology,* 25, no 4 (2000): 312-27.

33. S. R. Stannard, A. J. Buckley, J. A. Edge, M. W. Thompson, «Adaptations to skeletal muscle with endurance exercise training in the acutelyfed versus overnight-fasted state», *Journal of Science and Medicine in Sport,* 13, nº 4 (juillet 2010): 465-9.

34. Klempel et autres, *op. cit.*

35. L. K. Heilbronn, S. R. Smith, C. K. Martin, S. D. Anton et E. Ravussin, «Alternate-day fasting in nonobese subjects: effects on body weight, body composition, and energy metabolism», *American Journal of Clinical Nutrition,* 81, nº 1 (janvier 2005): 69-73.

36. J. Webber et I. A. Macdonald, «The cardiovascular, metabolic and hormonal changes accompanying acute starvation in men and women», *British Journal of Nutrition,* 71, nº 3 (mars 1994): 437-47.

37. Heilbronn et autres, *op. cit.*

Notes

MARQUIS

Québec, Canada

Achevé d'imprimer le 05 septembre 2013

RECYCLÉ
Papier fait à partir de matériaux recyclés
FSC® C103567

FSC www.fsc.org

Imprimé sur du papier Enviro 100% postconsommation traité sans chlore, accrédité ÉcoLogo et fait à partir de biogaz.